健 康 长 三 角
理论与实践丛书

总主编 严隽琪

# 迈向健康中国

## 长三角卫生健康治理最佳实践

### （第三辑）

# TOWARDS HEALTHY CHINA

张录法 罗 津 黄 丞

—— 主编 ——

上海交通大学出版社
SHANGHAI JIAO TONG UNIVERSITY PRESS

## 内容提要

本书系"健康长三角理论与实践丛书"之一，由上海交通大学健康长三角研究院组织编写。本书以"第三届长三角卫生健康治理最佳实践案例评选"的 20 个获奖案例为基础整编而成，充分展现了上海市、江苏省、浙江省、安徽省在管理创新、区域协同、赋能基层、重点人群及智慧健康五大领域的特色实践和创新探索。各案例背后的运作机理和实践路径将为推动长三角区域卫生健康一体化和健康中国战略的实施提供宝贵的经验借鉴。本书的读者对象为医疗卫生和健康治理领域的专家、学者和基层实践者。

**图书在版编目（CIP）数据**

迈向健康中国: 长三角卫生健康治理最佳实践. 第
三辑 / 张录法, 罗津, 黄丞主编. -- 上海: 上海交通
大学出版社, 2024.5
  （健康长三角理论与实践丛书）
  ISBN 978-7-313-30870-2

  Ⅰ.①迈… Ⅱ.①张… ②罗… ③黄… Ⅲ.①长江三
角洲—医疗卫生服务—研究 Ⅳ.①R199.2

  中国国家版本馆 CIP 数据核字（2024）第108847号

**迈向健康中国：长三角卫生健康治理最佳实践（第三辑）**
MAIXIANG JIANKANG ZHONGGUO:
CHANG-SANJIAO WEISHENG JIANKANG ZHILI ZUIJIA SHIJIAN (DI-SAN JI)

| | |
|---|---|
| 主　　编：张录法　罗　津　黄　丞 | |
| 出版发行：上海交通大学出版社 | 地　　址：上海市番禺路951号 |
| 邮政编码：200030 | 电　　话：021-64071208 |
| 印　　制：苏州市越洋印刷有限公司 | 经　　销：全国新华书店 |
| 开　　本：710mm×1000mm　1/16 | 印　　张：12 |
| 字　　数：152千字 | |
| 版　　次：2024年5月第1版 | 印　　次：2024年5月第1次印刷 |
| 书　　号：ISBN 978-7-313-30870-2 | |
| 定　　价：69.00元 | |

# 健康长三角理论与实践丛书
# 编委会

▲

## 总主编

严隽琪

# 本书编委会

## 主　编

张录法　罗　津　黄　丞

## 编委会委员

（以姓氏笔画为序）

王会儒　朱清亮　刘庭芳　许永国　孙德胜

李　力　李元欣　李国红　杨　帆　邱　越

何　达　谷晓坤　张徐婧　钱东福　龚秀全

董恩宏　蒋　锋　韩广华　褚祝杰

# "健康长三角理论与实践丛书"序

  我们每个人既是健康事业的建设者,又是受益者;既改变着健康环境,又受健康环境的影响。习近平总书记在2016年召开的全国卫生与健康大会上强调,要将健康融入所有政策,人民共建共享。2020年2月14日,习近平总书记在中央全面深化改革委员会第十二次会议上又强调,确保人民群众生命安全和身体健康,是我们党治国理政的一项重大任务。这为"健康中国"的实现指明了方向。

  "全健康"需要摆脱单一的线性思维,身心兼顾、"防、治、康"并重,"医、工、理、文、体"一体化成为其重要的内涵。因为健康与科学知识、专业技术、药物器械等的进步有关,又与公共服务、金融服务、卫生政策、市场环境等系统的完善密不可分,所以现代健康事业离不开学科交叉、行业创新与全社会的合作;离不开大数据、互联网、精密机械、人工智能等高新技术的日新月异;离不开基层社会治理水平的不断完善;离不开优秀传统文化的挖掘承扬。"全健康"既是国家强盛的表现,更是国民福祉所系。

  当今世界,各种要素的流动空前活跃,任何一个人、一个家庭、一个城市、一个省份,甚至一个国家都很难独善其身。在健康这个问题上,人类命运共同体的概念尤为突出。但从概念到现实,需要付出巨大的努力。长三角一体化已成为国家战略,长三角是在中国属于各方面基础条件较好的地方,如何能够在区域一体化方面率先作出探索,多省市协同,让长三角的老百姓尽快获得更普惠的高质量的卫生健康服务,让健康长三角成为健康中国的先行区，并形成经验，对全国的健康事业做出积极贡献，当是长三角的历史责任。

上海交通大学健康长三角研究院在2019年首届健康长三角峰会上宣告成立，这是区域协同、学科交叉的全新尝试，是上海交通大学积极承担社会责任和服务国家战略的充分体现，是该校勇于推进教育改革和开放式办学优良传统的继续。健康长三角研究院成立以来始终致力于贯彻落实"健康中国"和"长三角区域一体化"国家战略，立足长三角，放眼全中国，打造跨学科、跨部门、跨区域的政、事、产、学、研、创、智、用的开放式平台，力争边建设、边发挥作用。

正是基于此，上海交通大学健康长三角研究院决定推出"健康长三角理论与实践丛书"，旨在打造一套符合国情、凝聚共识、总结经验、推进合作的书系。本丛书将全面收集和梳理沪苏浙皖等省市在推动"健康中国"和"长三角区域一体化"国家战略进程中的主要举措、独特优势和角色定位，力图从体制机制、能力建设、人才培养以及风险监管等多个维度为各地推动健康长三角建设提供理论成果与实践借鉴。

期待"健康长三角理论与实践丛书"的推出，对推动健康领域研究，促进长三角健康事业发展，提升人民健康福祉，实现"健康中国"做出新贡献！

尹冀镛

2020年9月

# 前　言

展望2035年，我国将基本实现社会主义现代化，建成体育强国、健康中国，国民素质和社会文明程度达到新高度；全社会将广泛形成绿色生产生活方式，人民生活更加美好，人的全面发展取得实质性进展。近观"十四五"，我国提出要把提升国民素质放在突出重要位置，把保障人民健康放在优先发展的战略位置，坚持预防为主的方针，深入实施健康中国行动，完善国民健康促进政策，织牢国家公共卫生防护网，为人民提供全方位全生命期的健康服务。这些阐述既是对健康中国战略的一脉相承，也是站在新的历史起点，对卫生健康工作提出的更高要求。

长三角一体化上升为国家战略，这是长三角向世界展示中国既有竞争力优势和崭新竞争力优势的战略创新。"一体化战略"，在于整合资源，打造中国经济新的"增长极"；在于协同攻关，打造中国科技的"创新极"；也在于打好医改组合拳，打造卫生健康治理体系及治理能力现代化的"福祉极"。

打造这样一个长三角健康"福祉极"需要全社会的努力，需要政、事、产、学、研、创、智、用形成完整闭环。作为一所世界知名的百年名校，上海交通大学责无旁贷，必须充分发挥其在人才培养、科学研究、服务社会方面的关键作用，助力这一宏图伟业早日实现。为此，上海交通大学健康长三角研究院"锚定"上海、江苏、浙江和安徽三省一市卫生健康治理实践，从2018年开始，已连续组织开展了4次长三角卫生健康治理最佳实践案例评选工作，希望能将好的卫生健康治理实践挖掘出来、推广出去，让一线实务部门有更多相互借鉴、相互学习的机会与渠道，从而尽可能降低埋头探索、闭门试错的成本，切实提升卫生健康探索实践的效率、效用。

前两届获奖案例经过整理后，已经编纂成《迈向健康中国：长三角卫生健康治理最佳实践（第一辑）》和《迈向健康中国：长三角卫生健康治理最佳实践（第二辑）》，并正式出版，对长三角卫生健康领域的有益探索起到了很好的宣传与推广作用，产生了良好的反响。为了扩大这种影响力，上海交通大学健康长三角研究院决定以"第三届长三角卫生健康治理最佳实践案例评选"的获奖案例为基础，通过与报送单位的进一步交流和互动，将三省一市不同地区选送的20个卫生健康治理实践案例进行整理，将其价值和意义进一步归纳提升，形成了《迈向健康中国：长三角卫生健康治理最佳实践（第三辑）》。

入选本书的20个案例均经过专家团队的反复研讨，每个案例在内容上主要着眼于具体案例的背景与动因，深入调查相关举措与机制，系统分析不同个案的创新与成效，进而立足于卫生治理和经济社会发展等层面来归纳总结案例的启示与展望。同时，我们专门邀请了所在领域的专家对每个案例进行系统的点评，从理论与实践结合的角度提炼了案例背后的运作机理以及深化实践的路径等。

健康长三角建设风疾帆正，各地卫生治理实践如火如荼。经验需要总结、提炼，更需要复制推广。本书的出版，既是为了更好地推广这些成功的经验，也旨在为"健康中国"和"长三角一体化"国家战略的落实尽健康长三角研究院一份绵薄之力。

本书在编写过程中得到了上海、江苏、浙江和安徽三省一市不同层级卫生健康委员会、医疗保障局、医疗保险经办部门、民政等政府部门及相关医疗机构、高校的大力支持，感谢大家的辛劳付出！也感谢上海交通大学出版社的精心编辑！

# 目　录

管理创新篇

# 中风120：重视急性缺血性脑卒中的快速识别和转运的中国策略

## 一、背景与动因

卒中俗称中风，是中国国民第一位的死因，每年因此病死亡的人数约为200万人，超过心血管病和肿瘤。而3/4的幸存卒中患者都有不同程度的神经功能丧失，其中重度残疾（如偏瘫）者占40%左右[1]。中国脑卒中报告显示，2018年，我国患有脑卒中的人数约为1 242万人，缺血性脑卒中发病率为276.75/100 000，出血性脑卒中发病率为126.34/100 000，并且以每年8.3%的速度迅速增长，更为严重的是发病群体年轻化的趋势明显。2018年，我国男性、女性脑卒中平均发病年龄分别为65.5岁和67.6岁，这比美国早10年；首次脑卒中后一年的复发率高达17.1%；脑卒中尤其是脑梗死住院患者人均医药费呈爆发式增长，与2010年相比增长了61.4%[2]。脑卒中因其高发病率、高致残率、高死亡率、高复发率、高经济负担的五大特点，已经成为危害公众健康的重要医疗和公共卫生问题。为有效解决这一民生问题，2019年国家卫生健康委组织实施了"减少百万新发残疾工程"。

急性缺血性脑卒中治疗的关键在于尽早开通血管，实现脑组织再灌注，每延误灌注30分钟，90天的良好预后则下降12%。血管再通技术无疑是"减少百万新发残疾工程"的两个工作核心之一。发病4.5小

---

[1] ZHOU M.Mortality, morbidity, and risk factors in China and its provinces, 1990-2017: a systematic analysis for the global burden of disease study 2017[J]. Lancet (London, England), 2019(394): 1145-1158.

[2] 王陇德,刘建民,杨弋,等.我国脑卒中防治仍面临巨大挑战:《中国脑卒中防治报告2018》概要[J].中国循环杂志,2019,34（2）:105-119.

时内行静脉溶栓、发病6小时内行动脉取栓治疗是目前改善急性缺血性脑卒中结局最有效的手段，已被全世界绝大部分脑血管病临床管理指南推荐。"时间就是大脑"，卒中救治必须争分夺秒已经成为目前公认的救治重要指标。但是狭窄的时间窗，成为血管再通技术广泛应用的瓶颈。

我国132家城市医院的卒中登记资料显示，只有2.4%的患者及时进行了溶栓治疗，相对于国外20%左右的溶栓率明显落后[1]。近几年，在国家卫健委的高度重视下，卒中中心建设的有效推进，虽然使血管再通技术取得了飞速发展，院内（door to needle time，DNT）时间明显缩短，但是卒中患者不能及时到院造成的救治延迟，仍然没有有效解决。

我国62所医院的资料显示，卒中患者从发病到入医院门的时间（onset to door time，ODT）中位数为15.0小时[2]，院前救治延迟问题较为严重。我国的静脉溶栓、动脉取栓技术已逐渐和国际接轨，但因患者对脑卒中的识别能力较弱、急救意识不强导致的就医延迟，让医生即使掌握再先进的技术，也回天无力。只抓院内时间，无法从整体上缓解目前救治延迟的不利局面，只有缩短发病到治疗的时间（onset to treatment time，OTT），才能真正提升卒中的救治效果。

我们可以把脑卒中急救比喻成"4×100米"的接力赛跑：第一棒是患者的自我识别和立刻行动，第二棒是急救系统的正确转运，第三棒是院内绿道的无缝衔接，第四棒是卒中医生的血管再通。脑卒中急救为团体赛，如果不把第一棒的"非专业运动员"纳入脑卒中急救团队中，再先进的救治水平也无济于事。而恰恰在这场"赛跑"中的第一环

① WANG Y. Using recombinant tissue plasminogen activator to treat acute ischemic stroke in China: analysis of the results from the Chinese National Stroke Registry (CNSR)[J]. Stroke, 2011, 42(6): 1658-1664.

② JIN H, ZHU S, WEI J W, et al. China QUEST (Quality Evaluation of Stroke Care and Treatment) investigators: factors associated with prehospital delays in the presentation of acute stroke in urban China[J]. Stroke, 2012, 43(2): 362-370.

节——患者的自我识别和立刻行动,是最薄弱的环节,也是最不受重视的环节。因此,提高公众早期识别卒中的技能、增强其急救意识,争取"第一时间"立刻就医是提升救治效果的关键。

西方国家很早就意识到卒中快速识别和即刻行动的重要性,并于2007年创造出了用"FAST"①的简单词语教会公众卒中快速识别和紧急救治的方法。该科普教育以各种形式如海报、视频等,在美国各大公共场所进行广泛宣传,其效果也非常显著:卒中死亡率从2010年的排名第3位下降到2015年的第5位。该教育模式已经迅速推广到28个国家和地区。以上国家和地区的政府在提高公众早期识别卒中以及推行FAST上花费了较多人力、物力和财力。但由于语言障碍,FAST在中国的推进遭遇了水土不服。面对我国卒中死亡率以及致残率的不断攀升,提出一项适合我国国情的卒中识别策略刻不容缓。

## 二、举措与机制

2016年,复旦大学附属闵行医院(以下简称闵行医院)创新性地在国内首次提出:中风120——中风快速识别和立即行动之中国策略,将全国人民都熟知的医疗急救电话号码"120"作为一个方便记忆的可以快速识别中风的工具。这些数字对应3个识别中风的方法。其中,1代表"1看1张脸(检查脸部是否不对称,是否口角歪斜)",2代表"2查2只胳膊(胳膊平行举起时,是否单侧无力)",0代表"0(聆)听语言(说话是否言语不清、表达困难)"。如果通过这三步观察怀疑发生了中风,立刻拨打急救电话"120"。这个工具是基于美国的版本发展而来,因为是简单的数字,"1张脸,2只胳膊,0(聆)听语言",即使是小孩

---

① FAST: a. face(脸部):检查是否有一侧脸部麻木或下垂,让患者微笑,看看其嘴角是否不对称。b. arm(手臂):检查是否有一侧手臂无力,让患者同时举起双手,看是否有一只手臂下垂。c. speech(言语):观察患者说话是否不清或者说话时难以理解,可以让他们重复一句简单的话,看他们是否能正确、清晰地说出。d. time(时间):如果观察到以上任何症状,应立即记录下发生时间,并尽快联系紧急医疗服务。

或老人，以及受教育程度低的人也能很容易地记住。同年，本项策略发表在国际顶尖医学杂志《柳叶刀：神经病学》（影响因子：30.039）上。中风120策略，迅速得到海内外医学界和非医学界的认可和大力推广，包括中央电视台在内的100多家国内主要媒体对其做了报道，在社交媒体平台也掀起了一股刷屏浪潮，央视微博关于中风120的推文的阅读量在发出2小时后就过百万了。之后闵行医院牵头制作了《三步识中风，快打120》1分钟短视频，首次将脑卒中院前健康教育与短视频教育结合，在此基础上创新性地制作了中风120方言版短视频23部，以及英文版和维吉尼亚语版短视频这些视频在中央电视台、东方卫视、北京卫视、腾讯、新浪等媒体平台累计播放量超过600万次；全国1 500家医院，5个城市（上海市、温州市、深圳市等）的地铁、公交的电子屏幕、电视频道，每天定时播放中风120系列视频，累计覆盖3 000多万人次。此外，还创编了相关舞蹈、微电影、歌曲等；改写了5部卒中急救相关专家共识和指南，中风120被纳入了国家卫生健康委员科普宣传政策体系中。中风120的科普推广取得了显著成效，增强了公众中风急救相关意识，提升了基层医生中风急救的理论知识，区域试点医院中风的院前延误时间从13.8小时缩短到6.9小时。这一成果在2020年也获得了上海市科技成果奖科学普及二等奖。

**（一）健康新媒介**

（1）制作"知识+动画"短视频6部。通过1分钟的短视频，把严肃的"中风症状识别"知识，以更加显像化的形式传递给公众。6部短视频包括：中风120经典1分钟视频；中风120之心乱如麻——房颤；中风120——避免中风误区；中风120——麻醉手术之房颤与中风；中风120欢乐儿童版；中风120——飞越中风陷阱　抢救争分夺秒。

（2）制作河南话、武汉话等方言配音视频24部。结合我国脑卒中地域、人群分布特征，让公众在熟悉的语言环境下记忆"中风120"。本项目对中风120经典1分钟视频进行方言配音，包括沪语版、西安话版、

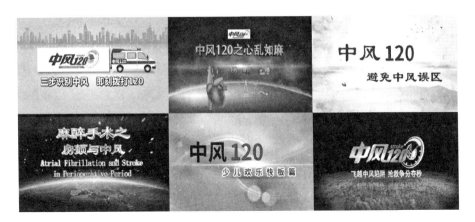

图1　6部关于中风120的短视频

东北话版、四川话版、湖南话版、武汉话版、蒙古语版、温州话版、广东三大方言版（潮汕话、广东话、客家话）、福建五大方言版（客家话、龙岩话、闽南话、莆田话、福州话）、河南话版、江西话版、少数民族语言版（彝族、藏族、傈僳族、傣族、布朗族、纳西族）。

（3）制作手语版视频1部。国外调查研究显示，聋哑人中风后致死、致残率明显高于正常人群，原因之一是聋哑人对中风疾病认识不足，加之聋哑人存在交流障碍，当中风发生时往往因漫长等待而延误治疗。本视频以"动画+手语"形式，提高聋哑人对脑卒中的早期识别和迅速行动的意识。

（4）制作河南豫剧版视频1部。豫剧是我国最大的戏曲剧种之一，尤其在豫北、豫东地区，豫剧受众群体广泛，以韵味醇美、铿锵有力、接地气为主要特点。通过戏曲形式展现中风120科普视频，既能弘扬民族文化又可以强化受众的记忆。

（5）制作院线微电影。电影节奏紧凑，剧情跌宕起伏，最巧妙的是在中风营救的过程中将"中风120"三步识别法巧妙地融入。

（6）发行原创歌曲《中风120之歌（流行版）》。这首歌的创作，既可以弘扬科学精神，也能普及科学知识。该歌已在QQ音乐、酷狗音乐、网易云音乐、百度音乐等各大平台上线，公众可免费下载，歌曲歌词如下：

　　比治疗重要的　　是预防的观念

　　比恢复重要的　　是及时的预见

　　如果征兆发生　　你身边

　　请你尽早送他　　到医院

　　比眼泪重要的　　是急救的观念

　　比后悔重要的　　是急救的时间

　　中风这种疾病　　太危险

　　准确辨认就医　　是关键

　　朋友啊　预防中风　一刻不停留

　　1脸不对称　口角歪的状况　是苗头

　　2只臂　无力情况　谨慎问候

　　120口诀要牢记　中风绕开走

　　朋友啊　预防中风　一刻不停留

　　用心0听　话说不清不明白　是苗头

　　抬单臂　不能啊　如同醉酒

　　120口诀不能丢　中风要急救

　　预防中风　绝招我有

　　判断病情　按照步骤

　　这120　牢记心头

　　健康快乐　天长地久

### （二）医体融合，预防卒中

　　健身操和广场舞在中国已然成为全民体育活动，把卒中知识转换成一定的艺术形式融入全民活动中，在运动中强身健体，同时掌握疾病预防和急救知识，一举两得，事半功倍。目前的广场舞参与者大多出生在20世纪50年代或60年代,他们在家人的疾病防治中起着非常重要的作用。而20世纪80年代是他们浑身散发青春气息的年代。如果有一首那个年代流行的乐曲能为他们的广场舞配乐的话,会勾起他们很多青春的回忆。基于这个理念,本项目组策划了《中风120之火舞》,选了一首20世纪80年代前后家喻户晓的歌曲《冬天里的一把火》,根据爱尔兰女子组合The Norlans的原曲迪斯科音乐,重新编曲、填词,并取名为《中风120之火舞》。通过广场舞参与者的传播,让"中风120:中风快速识别、即刻行动"的理念,走进每一个家庭,造福百姓。

（三）一微一网

建立中风120微信公众号( zf120),截至2024年4月,共发表原创卒中科普文章或志愿者公益活动文章700余篇,累计关注人数近万人。

创建中风120门户网站( http://stroke120.org/ ),网站首页内容包括中风120宣教视频及资料,中风120中国行,媒体报道和推广,感人故事等。

（四）全球首创脑卒中人工智能自测体系

以"中风120"策略为基础,将其中提到的关键筛查方法,与机器视觉技术结合,通过患者五官逻辑判定、关节逻辑判定、语音逻辑判定,实现简单三步即可完成脑卒中自测,全程体验时间不超1分钟。目前该平台已应用在上海社区智慧健康小屋中,市民可在家门口实现便捷体验。

（五）其他文创产品

公益海报设计。中风120公益海报的主要作用就是通过漫画、人物等直白且专业的形式来传递脑卒中三步识别方法。这一识别方法被国家卫生健康委和中国卒中学会联合推荐。

漫画版及成人版中风120宣传册。"中风120"漫画版,生动形象地展示了何为中风,中风的危害性,以及如何正确处理中风意外。

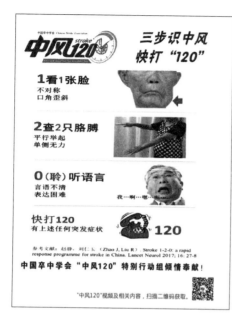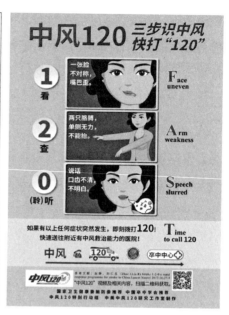

图2　中风120公益海报

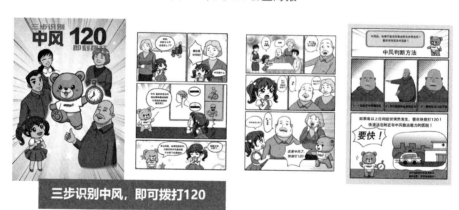

图3　中风120漫画版

## 三、创新与成效

### （一）传播效应

（1）中风120策略先后被中央电视台、北京电视台、上海电视台、上海新闻、新民晚报、新华社、人民日报等全国数百家媒体报道。

（2）中风120微电影在海上明珠影城首映，通过各大媒体和网络传播。① 线上宣传媒体平台：闵行电视台、闵行报社、看看新闻网、中国新闻网、澎湃新闻、医学论坛网、腾讯视频、闵行党务公开网、闵行卫生网、上海科技报、医视频、今日闵行微信公众号、中风120微信公众号、中国卒中学会官方微信公众号、健康闵行公众号等，预计覆盖人数超过50万人次。② 线下宣传：全国各地医院以及上海市闵行区60家邻里中心、闵行区13家社区卫生服务中心、闵行区社区健康讲堂、闵行区中小学等，预计覆盖人数超过2万人次。

（3）中风120系列视频在腾讯、新浪等视频网站总计播放量超过600万次。

（4）全国数百家医院大楼门诊、病房大屏幕滚动播放中风120视频，深圳市地铁、贵州省公交车、温州市公交车、上海市闵行区电视台和电台等，一天6次滚动播出中风120视频，上海公交站点张贴中风120宣传海报，预计覆盖人数超过3 000万人次。

（二）社会效应

1. 被写入专家共识和临床管理指南中

（1）2017年，我国发布的最新版《脑卒中院前急救专家共识》中首次推荐采用中风120识别工具教育患者或其他公众及时识别早期卒中症状。2019年，中国脑卒中领域最权威、影响力最大的《中国脑血管病临床管理指南》，再次推荐患者及家属使用快速卒中识别工具即中风120。截至2020年4月，中风120已被写入5部脑卒中急救相关专家共识和指南。

（2）2018年、2019年国家卫生健康委员会关于"世界卒中日"宣传活动的通知中，将中风120作为国民卒中识别工具进行推广。

（3）国家卒中急救地图的主要功能是帮助患者及其家属快速识别卒中早期症状，及时拨打120，利用黄金急救圈选择卒中中心，优化到院路径，减少发病到呼救的时间延误。

2. 中国卒中学会中风120特别行动组

截至2023年12月，全国19个省份成立中风120特别行动组（地方站），全国1 500家医院成为中风120特别行动组成员单位，25 029名医生加入中风120志愿者队伍。

3. 成立中美"中风120"研究工作室并开展相关工作

中美"中风120"研究工作室通过聘任培训导师，统一培训社区医生，让社区医生知晓中风急救相关知识；同时，工作室将培训急救人员，让其快速初步判断病情，准确实施转运过程中的初步急救。此外，工作室还将与相关医院建立热线电话、微信群快速通道；向病患家属宣教中风急救知识，为院内急救争取时间。

4. 写入医学教材

全国高职高专教育医药卫生类专业课程改革"十三五"规划教材《内科护理学（第3版）》将中风120的内容纳入相关章节。

5. 中风120讲师团

定期举办中风120科普教育活动，累计开展社区科普教育健康讲座200场，惠及社区居民2万余人次，增强了社区居民的中风识别意识。

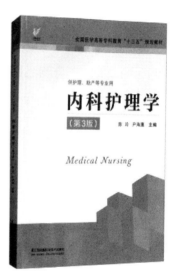

图4　《内科护理学（第3版）》

## 四、启示与展望

急性缺血性脑卒中发病率、致残率和病死率高，严重影响人类的健康。目前超早期静脉溶栓是最有效的治疗手段，被世界各国脑血管病临床管理指南推荐，但目前急性缺血性脑卒中溶栓的比例仍很低。研究显示，约20%的患者于发病3小时内到急诊室，只有2.4%的患者接受溶栓治疗，而1次溶栓可降低8.6%的致残率，每减少1例残疾患者，可为家庭和社会节省近200万元康复照料费。本项目组于2016年10月在部分区域试点开展中风120系列宣传活动，宣传媒介包括印刷材料、视听节目、网络在线宣传、社区宣讲、板报及电视广告。2018年与2017年相比，试点区域患者脑卒中发病3小时内到院率达36.2%，同比增长9.2%，显著为更多患者争取了宝贵的救治时间。中风120为作为一项公益性科普活动，根据流行病学调查研究的结果，为国家及国民节省了显著的社会经济成本。以区域试点为例，2018年急性脑梗死患者3小时到院率为36.2%，接受静脉溶栓治疗的比例达到10%，极大地提升了抢救成功率。

目前本项目在上海地区进行单中心试点，未来拟在全国进行多中心随机干预对照研究，旨在提高卒中患者3小时到院率，解决卒中救治院前救迟这一瓶颈问题，从而为血管再通赢取时间窗口，降低卒中致残致死率，减少医疗和社会负担。

（报送单位：复旦大学附属闵行医院）

急性缺血性脑卒中是一种严重的疾病，迅速地识别和立即行动对于患者的康复至关重要。本案例总结了复旦大学附属闵行医院的相关经验——中风120策略，旨在有效提高公众对脑卒中的认知和早期识别能力。该策略的核心是在院前阶段迅速识别中风症状并立即采取行动。这一策略采用了简单易记的数字形式，即1-2-0，将脑卒中的识别和行动转化为易于理解和记忆的形式。通过教育和培训，医护人员、急救人员和普通公众可以学习如何识别典型的中风症状，例如面部下垂、手臂无力、言语表达困难和时间意识减退等。这种直观的方法有助于提高公众的识别能力，使他们在出现中风症状时能够迅速采取行动。该策略通过各种媒体渠道进行广泛的宣传，包括新闻报道、短视频、舞蹈、微电影等形式，大大提高了公众对中风的认知度，并加强了对中风急救方法的关注。此外，该策略还被写入相关专家共识和指南，并纳入国家卫生健康委员会的科普宣传政策体系，以进一步促进其推广。

　　总体而言，中风120策略是一项具有广泛应用潜力的举措，通过简单易懂的数字形式和广泛的推广，可以提高公众对脑卒中的认知和识别能力，进而促使患者能够更快速地寻求急救和接受治疗。该策略在试点中取得了显著的成效，并获得上海市科技成果奖科学普及二等奖。这也表明该策略在推广过程中得到了一定的认可。然而，评估该策略的长期效果和持续推广的可行性仍需要进一步研究和实践。同时，需要注意适应不同地区和人群的文化和语言差异，以确保该策略在全国范围内的有效性和可持续性。

**李 力**

上海交通大学健康长三角研究院　专职研究员

# 教育、体检、干预三位一体：常州市金坛区中医医院全病程健康管理服务模式创新

## 一、背景与动因

### （一）健康管理迎来发展良机

**1. 党和国家更加重视人民健康**

健康是人民最具普遍意义的美好生活需要，党和国家历来高度重视人民健康。习近平总书记指出"要把人民健康放在优先发展的战略地位"。进入新时代，我国又进一步进行了谋划，把国民健康作为"民族昌盛和国家富强的重要标志"。党的十八届五中全会提出了推进健康中国建设任务之后，《"健康中国2030"规划纲要》《健康中国行动组织实施和考核方案》等文件陆续出台。

**2. 健康中国战略引导医院转型**

健康中国战略对医院工作提出了新要求，产生了深远影响。一是模式转变。健康中国战略要求医院的工作模式从以治病为中心转变为以健康为中心，发展模式从规模扩张型转变为质量效益型，要推动供给侧结构性改革。二是突出惠民。《中华人民共和国基本医疗卫生与健康促进法》等相关法律法规和重大卫生健康会议均强调：医疗卫生事业应当坚持公益性原则，要让广大人民群众享有公平可及、系统连续的预防、治疗、康复、健康促进等健康服务。

**3. 健康管理贴合战略要求**

分析医院的诸多工作，不难发现，健康管理工作在健康中国战略下的重要性进一步凸显。因为健康管理工作针对的人群涵盖患病和未患病人群，其花费不高甚至免费，服务形式贴近群众，符合健康中国战略

对公立医院提出的公益、可及、普惠要求。此外，健康管理服务符合"推动健康服务供给侧结构性改革"的策略要求，但目前除体检服务外，其他健康管理服务并不多，这也决定了健康管理服务的发展潜力巨大。

### 4. 健康管理确系重要工作

从患者角度来看，医院提供的健康管理服务，能够降低其患病风险或者加快其康复速度。有调查显示，针对"您愿意投资在未病先防还是疾病的治疗上"的提问，选择未病先防者高达93.21%。从医院角度来看，一方面，疾病谱的改变，促使医院的医疗重心由过去以急病、传染病为主向慢性病转变；另一方面，健康管理中健康风险的综合评估，包含个人健康成本的权衡，由此形成的干预策略有助于减少过度医疗行为。从国家层面来看，《国务院关于促进健康服务业发展的若干意见》已将健康管理列为与医疗服务同等重要的发展目标之一。

### （二）健康管理存在发展短板

### 1. 健康意识不足

从需求侧来说，仍有部分群众健康意识不强，不注重自身健康，大部分群众没有形成主动去专业机构获取健康管理服务的习惯，群众只关注是否患病，对于该开展什么样的健康管理、达到什么样的效果心中无数。从供给侧来说，一方面，在财政投入不足的情况下，健康管理工作因直接经济效益不明显，较难引起医院的重视，很难获得最优的资源配置；另一方面，医务人员习惯于"因病施治"的工作模式，擅长"对症下药"，而提供防病、保健指导的能力和意识均不强。

### 2. 学科建设薄弱

健康管理这一概念在2000年左右才被引入我国，因其在我国的发展历史较短，医院对此项工作的认识不够深入，以致工作思路不清晰、工作内容不统一、学科建设不成熟。如科室名称，有的叫体检中心，有的叫治未病科，有的叫健康管理部等；再如工作内容，有的仅有体检服务，有的以健康宣教为主，有的提供心理健康服务，有的提供戒烟服务，有的提供营养膳食指导,不一而足。在不同医院各自为政、自行摸索的情况下,健康管理学科化建设无从谈起,质量建设更是无土之木。

### 3. 质控体系缺失

在临床诊疗中,质量控制是一项重中之重的工作。二级以上医院常常设有质控科,实现院、科乃至组多级质控,实施PDCA[①]质量管理;同时,在省、市、区的医学会、医院协会,也设立相应的质控组织。与之相对,健康管理由谁来质控? 是健康管理科室自控还是纳入医院质控总盘子? 这些尚不明确。又如,参照慢病、传染病等有专门的网络直报体系,药品、器械有专门的ADR(adverse drug reaction,药品不良反应)上报机制,健康管理应该建立怎样的全面质量监测体系,目前仍无定论。

### 4. 质量标准未定

健康管理的各类工作规范、标准滞后。据笔者查询,在西医方面,仅有健康体检中心的《基本标准》和《管理办法》,在《医疗机构基本标准(试行)》(2017版)和《三级医院评审标准》(2020版)中,均无健康管理科建设细则;中医方面情况略好,出台了《中医治未病科建设指南》,在《三级中医医院评审标准实施细则》(2017版)中有治未病的内容,但是分值极低,有关质量管理和评价的内容较少。同时,已有的这些标准,基本上都是重开展什么样的服务、配备什么样的设施,而轻质量量化评价指标。

## 二、举措与机制

常州市金坛区中医医院是一所二级甲等中医医院,医院围绕"健康中国"战略要求,立足工作实际,创新形成以健康管理为工作新增量的发展思路,丰富健康管理工作的内涵和方法,促进健康管理学科建设,取得了良好的社会效益。

---

① PDCA: plan(计划)、do(执行)、check(检查)和act(处理)。

**（一）总体情况**

**1. 重视健康管理，加大资源投入**

常州市金坛区中医医院在组织学习"健康中国"战略的同时，根据自身的功能定位，提出"加强诊疗能力建设和加强健康管理工作并行"的发展思路，突出健康管理的重要性。医院加强思考谋划，构建健康管理新局面：一是在硬件上加大投入，新辟500平方米的独立健康管理区域，配置CT等体检设备；二是在服务内容上引导创新，积极学习先进经验，通过政策倾斜支持开发新服务、新项目。

**2. 成立专业机构，形成优势力量**

常州市金坛区中医医院在2016年的大部制改革中，新成立了健康管理部，由体检中心、预防保健科、门诊部、治未病中心组成。该部有各类专业技术人员25人，其中高级职称9人。其健康管理服务已在原有体检服务的基础上，增加了健康宣教、健康干预、体检报告解读等内容。同时，健康管理部定位为职能部门，可以统筹利用全院资源，使自身整体服务项目更多、综合实力更强。

**3. 创新管理理念，推动工作升级**

在工作实践中，常州市金坛区中医医院自创了"一二点三"健康管理工作理念，具体内容如下：① 用健康教育"一"项工作统领全局，培养全体居民的健康意识，增强其防病治病能力。② 用健康体检和慢病筛查"二"个方法发现疾病人群、亚健康人群。③ 用健康驿站这个"点"串联起检前和检后服务，分流经检群众去临床治疗或接受健康教育。④ 针对不同人群实行"三"种管理策略，一是将疾病人群转归临床治疗；二是对慢病、亚健康人群进行健康干预，降低疾病损害和减少健康危险因素；三是对健康人群进行健康教育，促使其形成健康的生活方式。

**4. 实施SEPI6模式，实行标准服务**

S为strengthen，意为强化；E为education，意为教育；P为physical

examination，意为体检；I为intervene，意为干预；6为6个方面，意为从加大中医运用、加强慢病管理等6个方面进行健康干预。SEPI 6是加强版的健康教育、体检和干预模式，其中干预是从6个方面进行。

（二）SEPI6服务

1. 打造强化（S）版健康宣教（E），增加群众防病知识

一是创新扩大健康宣教进机关、进学校、进社区、进企业的规模，将健康知识送到群众身边。二是创新开设新阵地。从2019年起，金坛区中医医院在金坛区图书馆举办每月一期的"健康掌门人"科普讲座；在医院门诊举办每周一期的"健康教育园"讲座，向市民和来院患者传授防病治病知识。

2020年，金坛区中医医院创新推出"中医进万家，健康伴我行"健康管理服务品牌，将已有的各类义诊、公益讲座等活动统一打包，进行规范化、常态化、体系化建设，使健康宣教量质齐升，活动次数从原先的一年10余次增加到一年近30次，年服务群众2 400余人次。

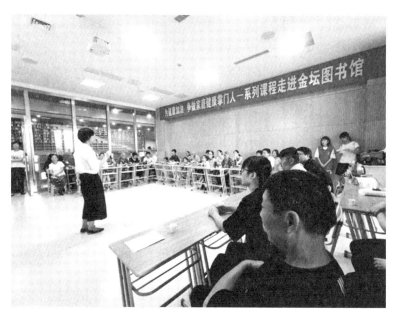

图1　金坛区图书馆内举办的"健康掌门人"科普讲座

2. 打造强化版（S）健康体检（P），完善体检后续服务

落实"全方位、全周期保障人民健康，增进人民健康福祉，增强群众改革获得感"的基本原则，打造体检闭环式服务。在传统的体检模式中，检中和检后是脱节的，患者拿到手的是由专业术语和数据组成的检查报告和建议，他们很难看懂，找不同的科室医师咨询又很不方便。针对这种情况，金坛区中医医院于2020年8月新设健康驿站，组建拥有9名三级健康管理师和11名检后专科医生的健康团队，提供体检报告解读、健康技能指导、科室指引等服务，针对体检发现的健康问题给予分析、反馈、干预及跟踪。此外，医院还提供针对不同人群制订个性化体检方案的服务。

3. 打造强化版（S）健康干预（I），提高疾病防治水平

围绕《"健康中国2030"规划纲要》第一章"指导思想"中的主要原则之一"公平公正，以农村和基层为重点，推动健康领域基本公共服务均等化"和第八章第二节"创新医疗卫生服务供给模式"中"推进慢性病防、治、管整体融合发展，实现医防结合"以及第九章"充分发挥中医药独特优势"的要求，主要从6个方面进行健康干预。

（1）加大中医运用。医院近年来开展中医药便民化工程，在加强临床中医药使用的基础上，注重在"治未病"领域辟新路、推新措，提高人民群众对"治未病"的接受度。一是新建科普式阵地。2017年，医院在门诊二楼设立中医药文化展示区和名医堂，展示中医诊疗技术、中药材、名医和中医药知识。二是创新推出体验式服务。2018年，医院在候诊处设立中药茶饮体验区，免费向患者提供降糖、降血压等茶饮。三是创新设计参与式活动，医院自创中医健康操、养心操等近十种操，免费教授各类人群。四是持续开展冬病夏治、四季膏方推广等工作，并且注重升级创新，比如精心设计符合现代审美的膏滋包装、免费提供快递送货上门服务等。五是加大传统中医治疗手段的推广使用，如新采取耳穴埋籽方法治疗失眠等。

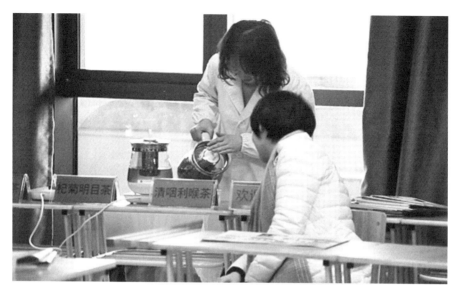

图2　医院候诊处中药茶饮体验区

（2）加强慢病管理。以疾病的全周期管理为抓手，利用医院"常州市基层高血压金坛区培训基地"的师资，截至2021年年底，共培训基层"高血压健康管理首席医生"50余人次，提高了基层高血压诊疗和管理水平。2020年，医院启动金坛区第一个高血压达标中心创建工作；2021年5月，中心通过现场核查认证。2019年起，医院开始推广社区高血压闭环管理模式，常规开展继发性高血压排查，开设专科门诊，新建公众号，定期举办针对临床医师的诊治培训和普通群众的科普讲座，共筛查居民5 510人次，发放检测设备962件，促使慢性病早发现、早干预。

（3）开设护理门诊。不同于普通门诊的"辨证施治"，护理门诊更多的是"应症施护"。医院于2020年新开设了糖尿病护理门诊，由专科护士通过一对一或一对多的指导，为患者提供糖尿病知识教育，开具专业、个性化的处方，进行饮食、运动、用药、自我监测方面的指导和并发症的筛查、预防、护理，帮助患者实现良好的血糖控制。同期，医院还开设了护理、创面修护门诊，在改进患者护理、提高患者生活质量方面发挥了积极作用。

（4）新推延续护理。针对出院患者恢复锻炼欠缺专业、便捷指导的问题，医院新推出延续护理服务。2020年，医院在骨科新开展"全髋关节置换术延续护理服务"，由专科医师、护师组成延续护理服务团队，建立出院患者个人健康档案，制订个性化功能锻炼计划，利用微信群实时答疑解惑，定期上门提供专科康复指导。该团队共上门服务10余次，受到了患者的欢迎。在此基础上，医院正在逐步推广此项工作，扩大专病专科的覆盖面。

（5）支援基层装备。医院通过加强医共体、对口支援等工作，积极构建健康工作共同体，其中的一项亮点是支援基层医技检查装备。2020年，医院新引进了客车型移动CT车，配置西门子16排全身CT、B超和生化检测等设备，应基层所需，定期到基层提供现场检查、网上阅片、远程诊断等服务；自设备投入使用后，定期服务于儒林、水北、指前等乡镇的卫生院，方便了农村患者。

（6）提供戒烟服务。吸烟对吸烟者及其周围人的健康危害巨大，戒烟是最佳健康策略，但因为戒断症状的存在，吸烟者除了要树立戒烟的主观意识，还需要专业医生的帮助，才能提高戒烟成功率。医院戒烟门诊于2013年开始参与"针灸戒烟"国家级科研项目。此后，医院陆续参与常州市政府倡导的"戒烟百日行"活动，于2017年成立国家级戒烟门诊，采用药物、针灸治疗、理疗、耳穴埋籽等多种方式来帮助患者戒烟，提高患者戒烟的成功率。

## 三、创新与成效

### （一）取得良好社会效益

围绕落实新时代卫生健康事业的具体要求，常州市金坛区中医医院在重点健康服务上进行了创新实践，通过加强健康管理服务，实现了低投入、高产出，群众健康获益的目标，同时主动作为、主动服务，不断提高综合服务能力和水平，持续增加医院服务的温度，取得了良好的社会效益。自2015年起,医院连续多年被评为江苏省文明单位、江苏省健康促进医院,于2020年获得了"中国人文管理创新医院"和"常州市第三届中医养生节八段锦比赛"二等奖等荣誉。

**(二)体现创新发展特点**

医院健康管理工作的创新,主要体现在创新健康教育的规模和阵地、健康体检的环节、健康干预的项目和手段。

1.丰富工作内容,厘清做什么

要加强健康管理,首先要明确健康管理的工作内容。健康管理包括健康教育、健康体检、健康干预三大方面。这三大方面包括的内容很多,是不是每项都要开展,应该根据医院的具体情况进行取舍。比如说健康教育,面对什么人群,开展什么教育,在什么场所,这都需要医院根据自身情况来确定。金坛区中医医院的健康教育在阵地上有所创新,除了外出义诊外,还定期在医院门诊二楼和金坛区图书馆举办科普讲座。

2.自创工作模型,突出标准化

要加强健康管理的质量建设,需要标准化开展工作以便于质量控制,GMP、ISO均是典型的例子。围绕这一理念,医院对健康管理工作进行了梳理,形成了SEPI6工作模型。此工作模型解决了该干什么、怎么干的困惑。同时,医院在健康管理工作中突出标准化的特点,比如在健康科普教育中,采用了"三一"模式,即每次活动中固定设置三个环节:讲一堂课,做一次咨询,教一套健康操。

3.完善激励机制,提高重视度

调动人员工作的积极性是引导人员重视质量的前提。医院在健康教育等方面实行了积分制,积分结果运用于评先评优、职称晋升等方面。注重结果反馈是引导人员重视质量的手段。医院在健康驿站的体检服务中制定了服务评价机制,利用群众的评价督促工作人员改进服务质量。开展绩效考核是服务质量的保证。医院对健康干预中的工作情况进行绩效考核,既考核量,又考核质,既考核个人,又考核科室,从而由点及面地整体提高了对工作质量的重视度。

4. 研究质控体系，体现专业性

针对健康管理质量规范和标准建设薄弱的现状，医院积极开展建构质量指标体系的科学研究。医院的研究思路是借鉴临床学科建设方法，探索建立区级医院健康管理学科的规范化、标准化路径和质量指标体系。目前已开展的是"中医特色健康管理在区级医院实现路径研究"，该项目立足于加大中医药方法手段在医院健康管理中的应用，以慢病管理为切入点，探索制定具体工作机制、项目矩阵、质量指标和人才培养思路。该项目的研究团队由医院和高校以及卫生健康行政机关的专家学者组成。目前各项研究正在有序推进中，并积极申报江苏省医院协会的年度医院管理创新研究课题。

## 四、启示与展望

常州市金坛区中医医院围绕"健康中国"战略内涵，选取健康管理为新发展极，对健康管理工作模式进行了积极探索和实践，取得了良好的效果，其中的经验值得相关单位在今后的工作中借鉴。

（一）启示

1. 坚持政策性导向

在长三角一体化的过程中，公立医院要推进高质量发展，必须牢记党的领导、政府办院的定位，一切工作必须从这个维度出发，受党领导，为民谋利，方能取得成功。要坚守公益性，以落实健康中国战略为目标，围绕政府各项医疗卫生工作部署，有的放矢且契合实际地开展工作。

2. 突出主动性意识

针对医院的发展，我们必须认识到静止的相对性和运动的绝对性，既要坚持传统，又要守正创新，应顺应时代潮流，于变革中求机遇，化危为机促发展。要始终保持奋斗之心，自觉主动落实政策部署，积极主动改进工作。

### 3. 加强中医药运用

中医医院有中医药的特色和优势,充分发挥这一有利条件,有助于在诊疗工作和健康管理工作中形成特色和优势,丰富高质量发展的内涵。同时,中医医院肩负传承发展中医药的使命,更大力度宣传和更高水平临床运用中医药,是高质量发展的题中之义和必然之举。

### 4. 进行标准化建设

注重标准化,有助于推动工作规范、有序、长效开展。因此,医院的工作必须以标准化为基础。比如在健康科普教育中,医院采用了"三一"模式,即在每次活动中固定三个环节,分别是讲一堂课,做一次咨询,教一套健康操。

### 5. 采用参与式形式

医院开展了一系列的参与式活动,如品中药茶饮、做健康操等,不仅让受众听到,而且能动手动脑,眼、耳、手、脑齐用,形式活泼,气氛活跃,增强了健康教育的成效。在5G、人工智能、物联网等信息技术风起云涌的当下,加强信息沟通至关重要,合理使用不同参与方式,能让信息沟通更准确、更高效。

### (二) 展望

在已有成效的基础上,深入谋划,扬长避短,久久为功。

#### 1. 完善健康管理薄弱环节,丰富高质量发展内涵

从长远来看,医院在健康管理方面的实践还存在一些不足之处,主要表现在5个方面:SEPI6模式没有专门的经费来源和收入,没有健全的质控指标体系,未实现对外信息互认,无专业人才引培机制,服务项目设置有限。下一步,金坛区中医医院将着力解决这些不足,以使健康管理工作机制更顺、效能更大。

#### 2. 建设健康管理专业联盟,促进长三角同质共进

在长三角一体化的浪潮中,以医联体、医共体建设为代表,医疗卫

生服务同质化建设如火如荼，这是社会公平的必然要求。同时，高血压联盟、胸痛联盟等各类专病联盟的出现，也为健康管理效能的最大发挥带来助力。今后，金坛区中医医院将积极与各级各类医院加强学习交流，增进共识，最终建设一个同质化的专业联盟，群策群力，相互促进。

3. 发挥健康管理强大作用，促进大健康目标的实现

健康管理防病、控病、促康复，金坛区中医医院将进一步丰富服务项目，如提供膳食指导、心理咨询、体重管理等服务；进一步细化质量指标，如参与率、达标率、标准值等；进一步推动工作走实，如教育的内容更实用、干预的项目更为群众所需、干预的手段更丰富等。力争在"十四五"期间服务人群达本地人口的50%以上，配合好公共卫生机构和兄弟医院，有效引导群众改进健康生活方式，提高健康素养，持续提升人群健康水平。

（报送单位：常州市金坛区中医医院）

## 专家点评

本案例以金坛区中医医院的健康管理部为依托，以"治未病"理念为指导，以体检筛查为抓手，以中医药服务为特色，系统性地探索了SEPI6工作模式，为慢性病的全病程健康管理提供了良好的思路借鉴。

在工作理念上，医院提炼总结出了"一二点三"健康管理工作理念的创新性理念。其中，健康教育这个"一"，作为全局统领；健康体检和慢病筛查作为"二"个支柱；健康驿站作为联结"点"，提供整合型的检前和检后服务；以三级预防为理论指导，开发出"三"类健康管理策略。该工作理念从整体上贯彻了"预防为主"的卫生健康工作方针，契合"主动健康"的时代要求和潮流趋势。在突出主动性意识

方面,建议在健康教育中适度拓展内容,引导人民群众积极主动开展自我健康管理,践行个人健康第一责任人的理念,迈向主动健康的高质量发展之路。

在工作模式上,医院探索出了"SEPI6"的模式,为医院实行标准化的服务提供了现实指引。该模式的总体思路是提供强化版的健康教育、健康体检和健康干预服务,以实现全病程的健康管理服务。教育、体检、干预三位一体的服务内容,完整地体现了健康管理的内在要求;强化则体现了健康管理服务内容的升级与拓展。

在本案例中,由于SEPI6工作模式没有专门的经费来源和收入,因此可持续发展的问题将会成为一个潜在的障碍。建议院方以医联体、医共体为载体,通过医保资金打包付费,以及基本公共卫生服务资金的拨付,来拓宽健康管理服务的筹资与支付渠道,助力医疗机构从"以治病为中心"转向"以人民健康为中心"。

蒋 锋

上海交通大学健康长三角研究院　副研究员

# 从"天生丽质"到主动而为：浙江省云和县全力打造生态环境与健康管理样板县域

## 一、背景与动因

### （一）云和县概况

云和县是浙江乃至华东地区的重要生态屏障，全县森林覆盖率达81.5%，是丽水市首个国家生态县。方和县生态环境状况指数和生态环境质量公众满意度常年位居浙江省前列。2017年，云和县绿色发展指数位居浙江省第一。2018年，云和县空气环境质量优良率达到99.2%，$PM_{2.5}$年均浓度为23微克/立方米；地表水Ⅲ类以上水质断面比例达到100%，全境剿灭劣Ⅴ类水，出境水交接断面水质始终保持在Ⅱ类以上。

木制玩具是云和县的传统产业、优势产业和支柱产业。全县共有木玩企业1 000多家，已初步成为全球木制玩具创制中心。然而，木制玩具生产过程中产生的粉尘、挥发性有机物（VOCs）等污染物一直困扰着云和的广大居民。

### （二）政策背景

2018年7月31日，浙江省生态环境与健康管理试点启动会召开，云和县正式成为生态环境部首个启动的生态环境与健康管理试点地区。至此，云和县将"美丽中国"和"健康中国"有机融合，落实九大工程，努力实现生态环境管理路径从数量管控到质量管控，再到风险管控的转变，取得了显著成效。2019年7月27日，在第十六届世界低碳城市联盟大会上，云和县正式发布环境空气质量健康指数（AQHI, air quality health index）。

在此背景下，生态环境部领导和专家在经现场考察、专题研讨后，一方面被云和的生态底色所折服,另一方面又发现其产业发展中存在影响环境质量的因素,决定将生态环境与健康管理试点县放在云和,希望云和能够率先在关键环节和重难点问题上取得突破,总结出可复制、可借鉴、可推广的经验。

## 二、举措与机制

### (一)落实"健康优先"理念,率先发布环境空气质量健康指数

云和县生态基础较好,经过多年的保护和治理,其整体生态环境质量已处于高位水平,现有空气质量评价体系难以突出该县空气质量的比较优势,也无法精准识别影响居民健康的主要大气污染物。为探索将公众健康理念融入生态环境管理的新路径,云和县在科学研究和广泛论证的基础上,率先于2019年7月27日在第十六届世界低碳城市联盟大会上,正式发布丽水(云和)环境空气质量健康指数,成为国内首个、全球第三个由政府正式发布AQHI的地区。该指数选用官方权威数据开展流行病学研究,构建本地化暴露反应模型,包含公众普遍关注的$PM_{2.5}$、$O_3$、$NO_2$和$SO_2$四种污染物,结合我国《环境空气质量标准》及世界卫生组织相关报告,针对心血管系统和呼吸系统疾病患者等敏感人

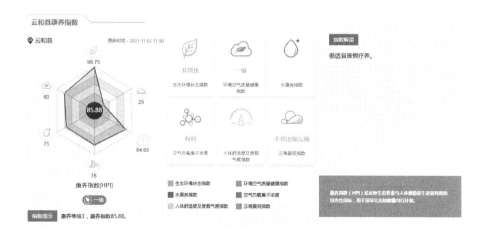

图1　云和县政府环境空气质量健康指数(AQHI)展示

群以及一般公众提供不同的健康建议，指导公众健康出行。在云和县发布AQHI一年后，丽水市研究制定《环境空气质量健康指数（AQHI）技术规定》市级地方标准，并将下辖县（市、区）全部纳入发布范围。AQHI的发布，是生态环境管理理念创新、治理方式升级的良好尝试，为下一步在浙江省全域推广应用提供了方法和路径。

**（二）识别优先控制污染物，提升生态环境保护工作精准管控水平**

AQHI是一项能够科学、全面、直观反映大气污染物对人群急性健康影响的环境空气质量评价指标。在评价指标研制过程中，项目团队发现臭氧对当地居民死亡风险的贡献率远大于其他污染物，因此降低单位浓度污染物产生的健康效益十分显著。AQHI首次从健康角度提出云和县大气污染防治的重心需从$PM_{2.5}$转向臭氧，这为大气环境治理优化提供了重要的科学支撑。云和县据此开展了木制玩具滚漆行业整治，着力控制挥发性有机物等臭氧污染前体物排放，在污染源周边居民区增设环境空气VOCs监测点位，掌握老百姓身边对其健康有突出影响的污染物质的存在情况，填补了常规监测无法覆盖的真空地带。生态环境与健康工作的支撑作用逐步显现，有效提升了生态环境保护工作的科学化和精准化水平。

**（三）强化"数字赋能"管理，提高环境治理能力现代化水平**

以"数字化改革"为驱动，云和县将传统的以环境质量管理为主的"智慧环保"系统迭代升级为以环境健康管理为主的"环境健康风险管理"系统，归集污染源、工况监测、无组织扬尘、机动车尾气、水气环境质量五大监测系统数据，基于大数据技术和环境健康评估模型算法，对水、气、土监测数据进行综合分析，动态评估环境健康风险，自动识别、实时预警高风险点位和因素，生成可视化评估报告，实现环境影响公众健康全过程管控，为"精准治污、科学治污、依法治污"提供技术支撑。通过监测站点动态感知和智能采样，对空气、水、土壤中的相关要素指标进行24小时自动化监测，实现智能监测全域覆盖。目前云和县已建成7个地表水自动监测站、3个"清新空气"自动监测站、3个大气环境自动监测站、1个大气辐射环境自动监测站和1个机动车尾气遥感监测站。

### 三、创新与成效

#### （一）AQHI的示范性、引领性、创新性作用显著

AQHI是将环境流行病学研究结果整合到空气质量指数（AQI, air quality index）中，以更加全面地反映空气质量对人群的急性健康危害为目的的空气质量评价指数。在云和县研制并试运行一年后，丽水市研究制定《环境空气质量健康指数（AQHI）技术规定》市级地方标准，并将下辖县（市、区）纳入发布范围。该标准系全国首个AQHI地方标准，AQHI的发布在生态环境、卫生健康等领域反响热烈，相关部门正在研究将这一指数推广到浙江省全域的方法和路径，并已纳入浙江省"十四五"生态环保规划。云和县率先发布AQHI在全国范围内起到了良好的示范带头作用，上海市、深圳市、成都市等生态环境与健康管理试点城市也将AQHI的研制和发布作为试点重点工作任务予以推进。

#### （二）"健康优先、风险管控"理念深入人心

云和县以解决危害公众健康的突出环境问题为导向，从优先管控对公众健康影响大的环境污染因子入手，进一步降低环境健康风险。一方面，根据第二次全国污染源普查结果，摸清区域、行业、产业污染物排放现状，掌握区域环境质量风险点，建立污染源地图。另一方面，不断夯实生态底色，投入在生态环境建设和污染防治上的资金占财政支出的一半以上，建成全域"污水零直排区"和"清新空气"示范区，进一步保障公众环境与健康权益。例如，2018年云和县财政投入1.8亿元，完成城东金属园区"退二进三"（即第二产业从园区退出，发展商业、服务业等第三产业）任务，从而解决了困扰周边居民长达十多年的环境污染问题。近年来，云和县生态环境质量公众满意度持续位居浙江省前列，2019年更是达到了浙江省第一。

（三）率先推动重点项目环评，落实环境健康风险评估

云和县严格执行县域生态环境准入制度，将排放有毒有害污染物等环境健康风险较大的行业纳入负面清单，严控环境健康风险增量。同时，积极落实国家建设项目及规划环境影响评价相关要求，在环境健康风险识别的基础上，对存在较大潜在人群健康风险或排污量较大的建设项目开展环境健康风险评估。在建设项目环评分类管理中，率先要求Ⅲ类建设项目在编制环境影响评价报告书时增加环境健康风险评估章节，对项目实施带来的环境健康风险进行研判，识别影响人群健康的潜在环境风险因素，尽可能将环境风险消除在萌芽阶段，并已在当地最大企业——华宏钢铁的技改环评中得到有效落实。目前，这一做法已在江苏省连云港市、浙江省丽水市环境影响评价报告编制过程中予以推广、应用。

（四）环境健康品牌对生态产品价值转化的驱动作用日益凸显

云和县将试点工作与打造山区新型城镇化样板县域、全域"5A"等中心工作相结合，印发《云和县康养指数应用实施方案》，以环境空气质量健康指数、生态环境状况指数（ecological index，EI）、空气负氧离子浓度、水康养指数、人体舒适度及度假气候指数等指标构成的康养指数，实时指导云和境内的农家乐民宿、景区居住游览，实现对优质生态环境价值转化的量化指导，探索出了"环境健康+"的高质量绿色发展新模式。

## 四、启示与展望

云和县认真落实"将健康融入所有政策"，推动生态环境管理路径从数量管控到质量管控，再到风险管控的转变，把衡量生态环保工作的考核标准从污染物浓度是否达标逐渐转变为是否能够有效保障和促进群众身心健康。这为下一步深入打好污染防治攻坚战和实现2035年全国生态环境根本好转目标提供了良好借鉴，也为当地良好的生态环境

产品赋予了健康价值，探索出"两山"理论转化的新模式。

（报送单位：浙江省云和县卫生健康局）

　　浙江省云和县将生态环境保护和健康管理相结合是落实国家的"美丽乡村"和"健康中国"战略的有力举措。同时，该举措还能带动旅游、大健康，以及当地其他优势产业的持续发展，真正践行了"绿水青山就是金山银山"，有许多可复制、可借鉴、可推广的经验。

　　云和县发布环境空气质量健康指数（AQHI）是一项非常有益的实践经验。根据该指数，当地政府对空气质量的状况进行标准化分级，并给出相应的健康建议。这项实践的意义在于让公众了解环境污染和空气质量对自身健康的影响，提高公众的环保意识，同时也能通过改善环境质量来保护公众的健康。

　　值得关注的是，云和县通过打造环境健康品牌，对生态产品价值转化产生了较大的驱动作用，产生较好的经济效益。在环保和健康理念的影响下，消费者对产品的要求越来越高，需要产品具备更多的环保和健康元素。生态产品相关企业需要深入挖掘产业的核心优势，不断完善生态产业链的延伸和衔接，提高生态产品的科技含量，从而建立更为科学、环保、可持续的产业体系。这也能使生态产品企业在市场和行业方面有更强的竞争力和发展潜力。

杨　帆

上海交通大学健康长三角研究院　双聘研究员

上海交通大学国际与公共事务学院　副教授

# 多措并举，协同推进：浙江省丽水市莲都区全面推进健康促进工作

## 一、背景与动因

莲都地处浙西南腹地、瓯江中游，全区总面积达 1 493 平方公里，辖 5 乡 4 镇 5 街道，208 个行政村、31 个城市社区，常住人口为 56.2 万人。2017 年，莲都区居民健康素养水平仅为 14.0%，低于浙江省的平均水平。同时，政府层面缺乏健康工作的有效组织协调，部门层面对健康工作的重视程度不足，社会层面对健康活动的参与不够。同时，随着人口老龄化的加速，高血压、糖尿病、冠心病等慢性病的发病、患病率呈快速上升趋势，已经成为严重危害群众健康的公共卫生问题。近年来，莲都区充分认识到自身在健康工作上存在的短板和不足，以健康浙江建设、全国健康促进区建设等工作为抓手，多管齐下，全面实行健康影响因素干预，取得了良好的成效。

## 二、举措与机制

### （一）构建健康促进大脑，建设政府主导的工作体系

一是以强化组织领导为引领。围绕"市区一家"原则，形成了市区健康共建、资源共享、通力合作的良好局面。建立"政府主导、部门联合、社会参与"的工作机制，抽调专职人员负责建设工作。建立联席会议制度，通过点评、培训、督导、评估等，形成分工协作、齐抓共管的良性工作机制。同时，将健康工作纳入各乡镇（街道）、部门年度目标责任制考核，建设指标全部量化、分解至各责任单位，每季度督查督办，避免"走形式、走过场"。

二是以强化政策支持为核心。持续将健康相关工作写入政府工作报告。出台《莲都区健康促进区建设专项资金使用管理办法》等文件，为氛围营造、科普宣传、培训教育等建设工作提供了有力保障。

三是以完善工作网络为抓手。建立覆盖乡镇（街道）、机关、医院、学校、企业的健康促进工作网络，专兼职工作人员达358人。全区共组建14个健康教育指导团队，共计有262人，分赴71个片区开展指导。全区共有健康教育讲师118名，通过培育健康教育骨干人才开展健康素养巡讲。

**（二）激活健康促进中枢，将健康促进融入所有政策**

一是致力于实施健康影响评价政策。高度重视将健康促进融入所有政策的策略，制订并印发《莲都区公共政策健康影响评价制度（试行）》，成立了由22名专家组成的莲都区公共政策健康影响评价专家委员会。组织各部门对近3年与健康相关的公共政策进行梳理，涉及健康环境、医疗卫生服务等数十个领域。部门、乡镇（街道）共梳理政策文件6 100份，与健康相关的文件有770份。邀请省市健教所、高校专家对《学校校园及周边食品安全社会共治规范》开展健康影响评价，并撰写

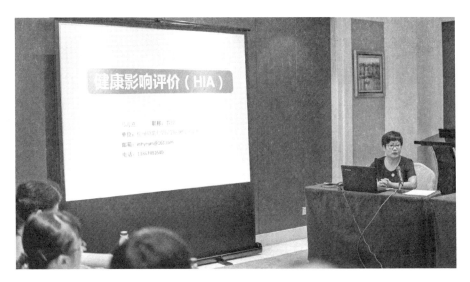

图1　2022年4月，莲都区召开公共政策健康影响评价专家委员会第一次会议暨业务培训会

评价报告作为政策修订的依据。

二是致力于开展大健康理念宣传。把"大卫生、大健康"、将健康促进融入所有政策的理念纳入区委理论学习中心组的学习内容，邀请省级专家举办专题讲座与辅导报告会，开展公共政策健康影响评价方法和模式培训。持续把健康促进内容纳入领导干部周末讲堂和科级干部进修班、中青年干部培训班课程体系。

**（三）疏通健康促进脉络，跨部门联合行动**

一是开展全区性健康行动。举办"活力处州我的城，健康文明大步走"健康莲都建设动员会；组织全国第四届万步有约健走激励大赛，并荣获全国优秀健走示范区和示范区组织管理奖。以健康为导向，莲都区将健康促进区建设内容融入万人小荷志愿活动、"万步有约"千人健步走、百人荧光夜跑等各类全区性活动，累计参加人数达10万人次。

二是开展区域性健康科普行动。持续开展健康中国行、健康素养进农村文化礼堂、健康知识科普"五进"等活动，推动健康教育进驻乡村振兴讲习所、莲都论坛、党校课堂、莲城讲堂、文化礼堂等重点宣教场所。

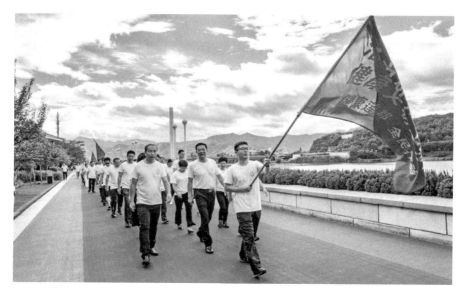

图2　2020年5月，莲都区举办万名志愿者健步走暨健康莲都建设动员会

三是开展针对性的健康宣传行动。在全民健康生活方式日、世界无烟日、高血压日等健康相关宣传日中开展健康主题活动、健康讲座，发放健康促进区倡议书、健康素养66条宣传册等资料，受益群众超10万人次。充分利用电视台《健康丽水》专栏、《莲都播报》新闻栏目宣传莲都健康促进区建设成效和健康素养知识。借助市区政务微信公众号、影院映前广告、小区道闸、城乡各处LED屏、宣传影片、宣传海报、短信等有效载体进行多层次、全方位的宣传工作，不断扩大健康教育宣传的受众面和健康促进区建设的影响面。

**（四）丰富健康促进细胞，特色创建示范引领**

莲都区已创成健康促进机关、健康促进学校、健康促进医院（医疗单位）、健康促进企业、健康社区（村）等各类健康促进场所200余家。健康促进机关率先示范，积极开展创建，持续将健康元素渗入政府工作环境。健康促进学校根据学生"肥胖、视力低下、营养不良"等健康问题，以健康教育课、体育锻炼、营养膳食等特色拓展性课程为切入点，开展学生健康影响因素干预，取得了良好的效果。健康促进医院持续以"互联网＋健康"为抓手，将工作重心从"治已病"向"治未病"转变。健康促进企业将健康元素融入企业文化建设，开展特色健康教育，着力提升企业职工健康素养水平，如百兴菇业突出健康"菇文化"，打造"蘑幻菇林"工厂食用菌科普景区。健康社区（村）不断推动健康素养进农村文化礼堂、健康小屋、健康步道、健康公园等场所建设。依托健康教育指导团队，围绕区域人群主要健康问题开展健康干预。

## 三、创新与成效

### （一）大力开展健康家庭建设

一是做好顶层政策设计。联合多部门出台《健康家庭建设方案》，并将家庭健康教育员培训纳入"千万农民培训工程"，长效性提供政策支持与经费保障。

二是做好多部门联合推动。卫健、妇联、红十字会、文广旅体等多部门通力协作，落实家庭健康教育员培训工作，持续充实"合理膳食，科学运动""食品安全""无烟生活"等健康内容；通过理论与实际操作相结合的方式，开展心肺复苏、急救等情景教学，培训覆盖全区14个乡镇（街道），共计12场次，1 466户居民受益。

三是做好社会层面宣传推广。开展健康家庭大赛，包含健康知识竞答、急救技能比武、健康才艺比拼等精彩内容。在全区1 466户健康家庭培育的基础上，评选出150户示范健康家庭以及"十佳"典型案例并进行广泛宣传，真正实现以户带户，以户促村（社区），将"每个人都是自己健康的第一责任人"的健康理念延伸到社会最小单元，全面提升居民的健康素养水平。

（二）首推"健康民宿"新理念

树立融运动健身、健康科普、数字管理、医疗安全救助等为一体的"健康+"生活理念，推进民宿产业高质量发展。比如，通过数字化监管系统，民宿卫生保洁过程做到实时可视、可回放，接受公众监督。又如，通过在棉织品上植入RFID芯片，全时段记录物品流转情况，确保"一客一换"。再如，通过扫一扫"莲宿码"，即可查看民宿卫生相关信息，旅客住宿更加安心。目前，莲都区已创成首批14家"5A"健康民宿，第二批正在创建之中。

通过不断努力，莲都区人民健康水平明显提高：人均期望寿命从2017年的80.31岁提高到2020年的81.5岁，居民健康素养水平从2017年的14.0%提高到2020年的40.1%，吸烟率从2017年的32.9%下降到2020年的20.3%，经常参加体育锻炼的人口比例达到51.4%，学生体质达标率达到96.5%。2020年10月，莲都区顺利通过全国健康促进区国家级验收评估，得到专家组的一致认可，成绩位列全国第四。

## 四、启示与展望

健康工作永远在路上，没有最好，只有更好。在健康浙江行动推进过程中,我们也发现,慢性病仍然是莲都区居民的主要死因,超重、肥胖、缺乏锻炼、吸烟等健康危险因素仍然存在,还需用更多维的方式和更大的力度来推进健康管理工作。

**(一) 完善"两库一机制"建设,夯实健康教育基础**

依托市、区健康科普人才资源,完善健康科普专家库和健康科普资源库,将国家级、省级、市级专家和机构发布的权威健康核心信息充实到区级资源库并在线上发布,供各成员单位使用。积极向各单位收集健康科普资源,经区健康教育专家筛选审核后,统一收录至资源库。鼓励各单位自建健康科普资源库。

**(二) 充实健康教育人才队伍,提升人才健康科普传播技能**

加强区健康教育所建设,充实健康教育人才队伍,改善工作条件,提高人员工作能力,切实发挥技术指导作用。更新健康教育讲师团成员和基层健康教育骨干队伍,开展专业人员健康教育传播技能培训,不定期对讲师团成员开展健康科普知识和技能培训,提高讲师团成员的专业知识水平和技能,健康教育骨干队伍每年轮训一次。加强辖区社区、学校、医疗机构、企(事)业单位等健康教育专(兼)职人员培训工作。

**(三) 开展健康促进"六进"行动,全面提升居民健康素养水平**

建立健全"区—乡—村—家庭"四级健康教育网络,开展健康促进进农村、进社区、进家庭、进学校、进机关、进企业"六进"行动。根据辖区的疾病流行特点、生态环境状况、社会文化习俗等实际情况,针对大病、慢性病、重病、地方病及其他疾病的贫困患者、普通农村居民精准提供健康教育服务。积极倡导"合理膳食、适量运动、戒烟限酒、心理平衡"的健康生活方式与行为。广泛开展"公筷公勺"文明卫生宣传,培育文明卫生就餐好习惯。

(报送单位:浙江省丽水市莲都区卫生健康局)

专家点评

　　莲都区是温州市的重要组成部分，具有一定的地位和影响力。作为一个市辖区，莲都区在行政管理、经济发展、社会事务等方面均承担着重要的职责和任务。本案例指出了莲都区在健康工作方面存在的问题，包括居民健康素养水平低下、缺乏组织协调和部门重视程度不足等。这些问题不仅是该区所面临的，也是我国大部分地区都面临的挑战。

　　莲都区全面推进健康促进工作的实践，为解决以上问题提供了很好的借鉴经验。案例中列举了一系列的举措和机制，推动了健康促进工作的全面落实。这些举措包括构建健康促进"大脑"，建设政府主导的工作体系；激活健康促进中枢，将健康促进融入所有政策；疏通健康促进脉络，跨部门联合行动；丰富健康促进细胞，特色创建示范引领。这些举措涉及组织领导、政策支持、工作网络建设和多层次宣传等方面，综合考虑了整个工作体系的建设和推进。

　　莲都区在健康家庭建设方面的创新和成效，具有较高的实践价值。通过顶层政策设计、多部门联合推动和社会层面宣传推广，该地区在健康家庭建设方面取得了积极成效。通过培训家庭健康教育员、开展健康家庭大赛和宣传示范健康家庭等活动，莲都区有效提升了居民的健康素养和意识。

　　总体而言，该案例展示了莲都区在健康促进工作方面的积极努力和取得的成效。通过多措并举、协同推进的方式，该地区构建了健康促进的工作体系，将健康融入各个领域，并通过开展各类健康行动和创建示范场所等举措，促进了居民健康素养的提升。该案例可以为其他地区在健康促进工作方面提供参考和借鉴。

李　力

上海交通大学健康长三角研究院　专职研究员

# 县强、乡活、村稳：宣城市打造整合型县域综合医疗卫生服务体系

## 一、背景与动因

### （一）资源总量不足、资源结构不优、优质资源紧缺

2016年，宣城市每千人口床位数、每千人口执业（助理）医生数、每千人口注册护士数等指标均处在安徽省中等偏下水平；市级传染病医院、妇幼保健院、中医医院等医疗卫生机构处于空白，专科医院发展相对滞后，儿科、精神卫生、康复、老年护理等服务领域资源短缺。卫生专业技术人员短缺，乡村医生老龄化且后继乏人。医疗卫生资源配置结构呈现"倒金字塔"形状，资源集中在城市，基层资源不足、卫生技术人员短缺，村医队伍不稳定和后继乏人的问题较为突出，城市医院超负荷运转与基层医疗服务资源相对闲置现象并存。高学历、高职称的专业技术人才较为缺乏，研究生以上学历、副高及以上职称人员占卫生技术人员的比例均较低。

### （二）县级医疗机构服务碎片化现象严重

城乡二元化结构突出，县、乡、村三级医疗机构呈现分离的状态，各级医疗机构之间以及医疗机构与公共卫生机构各自为政，未形成上下贯通、城乡融合、医防融合的体制机制，亟待建立整合型的服务体系。

### （三）临床医学重点学科建设薄弱

宣城市无国家和省级重点学科，县级医院各临床专科整体实力与技术水平不强，临床科研整体水平偏低，创新后劲不足；肿瘤、儿科、心血管、外科等专科医疗技术水平薄弱，市域和县域就诊率不高；人才引进机制和培养体制不健全，培养方式落后，学术梯队建设存在断层或后

继乏人的现象。

### （四）基层医疗卫生服务能力较弱

市级医院专科优势不明显，县级公立医院危急重症救治能力不强，乡镇卫生院服务能力较弱，致使相关疑难疾病患者转外就诊比例较高。

针对县域医疗卫生服务所面临的问题与挑战，宣城市以实施乡村振兴和健康中国战略为契机，与高等医学院校合作开展县域医疗卫生振兴的课题研究，在详细摸清全市医疗卫生状况和群众看病就医需求的基础上，系统研究国家和安徽省出台的深化医改政策，充分借鉴全国各地的医改经验，结合宣城经济社会发展、地域特点、群众看病就医需求等实际情况，以建设县域整合型服务体系为目标，围绕"县强、乡活、村稳"，设计改革方案，制定一系列改革举措，提升增量、优化存量，有效提升县域县、乡、村三级医疗服务能力。

## 二、举措与机制

### （一）围绕"一体化"，全面实施紧密型县域医共体，建立健全整合型医疗卫生服务体系

为建设县域医共体和县乡村一体化整合型服务体系，宣城市于2016年在宁国市、郎溪县等地开展紧密型县域医共体试点，由县级医院牵头与部分乡镇卫生院成立医共体，在"四不变"[①]的前提下实行"四统一"[②]；同年，宣城市在安徽省率先组建紧密型城市医联体，由宣城市人民医院与旌德县人民政府实行"府院合作"模式，以协同服务为核心，以医疗技术为支撑，以利益共享为纽带，以支付方式为杠杆，以管理、技术、人员、流程、信息等业务整合为切入点，成功帮扶旌德县人民医院成功创建为二级甲等综合医院。2019年，宣城市按照"两包三单六贯

---

① "四不变"：机构性质不变、人员编制不变、责任义务不变、政策保障不变。
② "四统一"：财务统一管理、人员统一调配、药品耗材统一配送、绩效统一考核。

通"①的路径,开始组建紧密型县域医共体。到2020年,共组建了16个医共体,覆盖了全市98个乡镇卫生院(社区卫生服务中心)、784个一体化管理的村卫生室。国家卫生健康委办公厅《卫生健康工作交流》刊登了宣城市紧密型县域医共体经验。

**(二)围绕"县强",持续补短板,大力推动公立医院高质量发展**

一是推动公立医院转型升级。宣城市充分履行政府办医职责,3年来,市县两级财政共投入110多亿元,实施县级医院能力提升工程,积极创建三级医院,将县级公立医院建设成为县域医疗中心。围绕县域内群众急需、医疗资源短缺和异地就医人次较多的专科医疗需求,依托世界银行集团(World Bank Group)贷款医改促进项目建设肿瘤专科、精神专科、检验中心、影像诊断中心,全面提高县级公立医院的办医水平。截至2020年年末,宣城市7所县级公立综合医院中有4所县级医院被安徽省卫生健康委批准为三级综合医院;6所县级公立中医医院中,有2所县级中医院被批准设置为三级中医医院。

二是加强临床医学重点学科建设。不断加强临床医学重点学科建设,取得省级重点学科"零"的突破,新增省级重点学科4个;出台新一轮全市医疗卫生重点专科建设项目方案,通过与知名三甲医院建立医联体、专科联盟、名医工作室等方式,引进长三角优质医疗资源,计划3年内新增市级重点专科、培育专科、特色专科30个。

三是积极探索公立医院人事薪酬制度改革。为充分激发公立医院的运行活力和医务人员的服务动力,宣城市从1998年开始探索打破公立医院干部终身制,实行全员聘用制,将档案工资与绩效工资分离,实行绩效工资制。针对公立医院编制不足的突出问题,按照"试点先行、分类指导、统筹推进、以点带面"的原则,全面实施公立医院编制周转池

---

① "两包三单六贯通":"两包",即医保基金打包、基本公共卫生资金打包;"三单",即政府办医责任清单、医共体内部运行管理清单、医共体外部治理综合监管清单;"六贯通",即专家资源、医疗技术、药品保障、补偿政策、双向转诊、公卫服务上下贯通。

制度改革，按照"一院一策"原则，确定每家医院编制周转池数量。截至2020年年末，全市16家公立医院新增周转池编制规模3 681名，有力保障了公立医院专业技术人才的用编需求。

四是全面开展现代医院管理制度建设。在全市15家公立医院全面开展现代医院管理制度建设工作，实现公立医院全覆盖。其中，泾县中医医院为现代医院管理制度国家级试点医院，宣城市人民医院、宁国市人民医院为省级试点医院，共新增和修订完善公立医院章程等1 000余项。截至2020年年末，全市14所公立医院中，有10所公立医院实现收支平衡，占比达到71%。

五是加强县级公立医院治疗中心建设。不断加强县级公立医院的胸痛、创伤、卒中、重症孕产妇、危重儿童和新生儿救治等中心建设，促进现场急救、院前急救、院内急救和专科治疗的有效衔接，提升医院的综合急救能力。

六是创新开展医院综合绩效考核"双百"考评。自2016年以来，宣城市创新开展了公立医院综合绩效考核"双百"考评，制定医院管理和费用控制2个考评细则，分值各100分，其中医院管理考评指标为2类15项，费用控制考评指标共18项。建立季度考评机制，每季度对全市20所二级及以上医院（包括民意医院）开展综合考评，每次检查病历2 000余份、点评处方10 000余张。考评结果与医院绩效工资、目标管理、信息公开、行业监管等挂钩，医院将考评结果作为内部绩效、科室及个人年度考核的重要依据。截至2020年年末，宣城市共对156名违反药品分级使用原则、超范围用药和无指征用药等违规行为的临床医师，给予暂停3个月以上处方权并予以经济处罚。通过综合绩效考核"双百"考评，全市公立医院平均住院日从2016年底的8.2天下降到2019年底的7.7天，药占比（药品经营所带来的收入占医院业务总收入的百分比）从35.6%下降到27.8%，药品耗材收入占比从45.1%下降到37.5%，医疗服务收入占比从30.5%上升到35.1%，医务人员经费支出占业务支出的比例从35.2%上升到42.7%，抗菌药物使用率从60.2%下降到38.5%。2019年2月14日，中央电视台《焦点访谈》栏目播出《辅助用药——从滥用到规矩用》，报道了宣城市开展"双百"综合考评，加强辅助用药管理的经验。

（三）围绕"乡活"，持续强弱项，充分激发乡镇卫生院运行活力

一是积极探索基层人事薪酬制度改革。为有力破解招人难和用人难的突出困境，宣城市积极探索基层卫生人事管理制度改革，将乡镇卫生院和社区卫生服务中心的"招人权、用人权、分配权"全部交给卫生健康部门，招聘结果报人社等部门备案即可。针对"招人难"的问题，基层医疗卫生机构所需人员由卫生行政主管部门实行自主招聘，可以根据岗位需要自主放宽岗位条件，简化招聘程序；针对"用人难"的问题，实行"县管乡用"，基层医疗机构人员由卫生行政部门在全县范围内统一调配和使用。

二是创新开展乡镇卫生院分类管理。为改变乡镇卫生院"大而全"和"全而弱"的现状，解决资源不足和浪费并存的突出问题，发挥资源的最大效应，宣城市于2018年创新开展了乡镇卫生院分类管理，综合考虑服务人口、地理位置、基础条件等因素，将全市乡镇卫生院分为三类：一类乡镇卫生院以乡镇中心卫生院为主，覆盖人口在4万以上（山区县2万以上人口），以二级综合医院为目标，逐步将其打造为县城外辐射一定区域的医疗服务次中心；二类乡镇卫生院以服务能力较强的乡镇卫生院为主，服务人口数为1万～4万（山区县1万～2万人口），以一级甲等医院为目标；三类乡镇卫生院主要是距离县城较近或位于偏远山区的乡镇卫生院，服务人口数为1万以下，以一级医院为目标。全市共设置一类卫生院22所、二类卫生院40所、三类卫生院29所，县级财政每年给予乡镇卫生院分类管理专项补助2 000余万元。

三是全面实施"一类保障、二类管理"。对全市所有基层医疗卫生机构实行"公益一类事业单位财政保障、公益二类事业单位管理"，落

实"四个允许"：允许突破公益一类事业单位工资调控水平，按公益二类事业单位管理；允许医疗收入扣除成本并按规定提取各项基金后主要用于人员奖励；允许基层医疗卫生机构在核定的绩效工资总量内自主调整基础性和奖励性绩效工资比例；允许基层医疗卫生机构结合实际需要，发放加班、值班等补助，纳入绩效工资总额。

四是建立健全农村订单定向免费培养医学生待遇保障机制。大力开展农村订单定向医学生免费培养工作，学杂费由财政承担，住宿费由学校全免。建立健全定向医学生待遇保障机制，在培养协议规定的基本工资和社会保障的基础上，增加定向生规培期间的绩效工资，建设乡镇卫生院周转房，为定向生提供免费住宿。截至2020年年末，全市累计招录订单定向免费生362人，已毕业入编到乡镇卫生院的有211人。

五是建立基层医疗卫生机构"岗位池"。由县级人社部门统一核定县域内所有基层医疗卫生机构的专业技术岗位总数，由县级卫生健康部门统一管理。县级卫生健康部门根据各基层医疗机构的实际需求，在基层卫生医疗机构"岗位池"内统一调剂分配专业技术岗位，实行资源统筹管理，提高资源使用效率。

六是建立招人、用人"两个自主权"。县级卫生健康委拥有招人自主权，对基层卫生医疗机构的人员实行"县招乡管乡用"，由县级卫生健康委在核定编制总量内，统一制订招聘计划和招聘方案，灵活设置招聘条件，单独组织公开招聘，简化招聘程序，招聘结果报同级编制、人事部门备案。乡镇卫生院拥有自主管理权，探索职称聘用制度改革，对于基层医疗机构无中级及以上专业技术岗位的，可根据服务能力进行自主"低职高聘"，同时也可对服务能力弱的专业技术人员进行"高职低聘"。

**（四）围绕"村稳"，持续堵漏洞，织密织牢医疗卫生服务网底**

一是实施村卫生室标准化建设。实施村卫生室服务能力提升行动，开展全市村卫生室标准化建设，对全市村卫生室集中实行"五统一"，每个行政村均建成1个80～120平方米的标准化村卫生室，实现诊断室、观察室、治疗室、药房、资料室、值班室独立分开，费用由县级财政保障，同时县级财政按月给予每个村卫生室固定金额的运行保障经费。

二是建立乡村一体化管理新机制。完善乡村一体化管理模式，对村卫生室实行"院办院管"，由乡镇卫生院领办村卫生室，实行一体化管理。在乡镇卫生院设立乡村医生工作岗位，对村医实行"县招乡管村用"，所需人员由县级卫生健康委统一招聘后，由乡镇卫生院将村医统一派驻到村卫生室，承担村医工作职责，现有乡村医生由乡镇卫生院实行聘用管理。拓宽乡村医生发展空间，对年龄在45周岁以下、在村卫生室连续执业3年以上、取得执业医师（助理）资格的乡村医生，可由县级卫生健康委在空岗内根据岗位需要经考核后直接录用到乡镇卫生院执业。

三是实施村医育才工程。与相关医学院校联合开展乡村医生订单定向免费培养，宣城市从2020年至2022年，共招录360名具有本地户籍的高中毕业生，这些学生的学杂费由县级财政承担，住宿费由学校全免。学生毕业后安排到乡镇卫生院乡村医生工作岗位，6年服务期满后可参加乡镇卫生院定向入编招考并在医共体内部交流。

四是建立"三保险三补助"村医稳定保障机制。为在岗村医购买基本养老、医疗责任、人身意外伤害3种保险；给予在岗村医工作岗位补助、偏远地区村医专项补助、到龄退出村医补助，相关费用由县级财政预算覆盖，确保村医收入水平不低于本地区在岗职工平均工资水平。以年度最低工资标准或固定标准按月发放在岗村医工作岗位补贴；设立偏远山区村医专项补助，对地理位置偏远、常住人口少的村卫生室给予财政专项补助；对具有乡村医生资质、从事乡村医生工作10年以上、到退休年龄，且未购买城镇职工基本养老保险的乡村医生，给予每月不低于300元的生活补助。

### 三、创新与成效

近年来，宣城市医改取得显著成效。2017年，宣城市因公立医院综合改革真抓实干成效明显受到国务院办公厅通报表扬。2018年，宣城市"提高区域内就诊率　严控医疗费用不合理增长"经验入选国务院第五次大督查发现的130个典型经验（医改典型经验15个）之一，再次受到国务院办公厅通报表扬，安徽省政府办公厅也发文通报表扬。宣城市的医改做法被国务院深化医改领导小组简报多次刊登；在国家卫生健康委举办的医改专题新闻发布会等会议上，宣城市代表做典型经验发言；中央电视台《焦点访谈》栏目播出《辅助用药——从滥用到规矩用》，报道宣城市医改经验；宣城市医改被世行促进医改中央项目办列为典型案例，宣城市代表在相关会议上做经验交流；宣城市医改项目荣获安徽省市级社科联"三项课题"研究成果二等奖。

宣城市通过创新实施县域医疗卫生振兴工程，围绕"县强、乡活、村稳"，在服务体系、管理体制、运行机制、人事薪酬等方面实施了综合改革，并取得明显成效。

一是整合性医疗卫生服务体系系统功能得到显现。宣城市县域医共体起步较早，在2015年开始探索，2018年实现医共体县域全覆盖。不仅如此，宣城市于2018年开始探索紧密型县域医共体，2020年紧密型县域医共体实现县域全覆盖，建立了县乡村一体化管理体制，形成整合型医疗卫生服务体系，充分显现了医共体的系统功能，医共体内形成机构间的指挥协调机制，资源实现合理调配，建立优质资源下沉的机制，县乡村三级医疗卫生机构的发展方向、建设重点、资源调配、人才培养和日常管理实现统筹安排。基层门诊量由2016年的54.6%增长到2020年底的68.6%。

二是县级综合服务能力得到快速提升。与2015年相比，2020年宣城市每千人口医疗卫生机构床位数达到5.92张，增长了36.72%；每千人口执业（助理）医师数达到2.48人，增加了27.19%；注册护士数达到2.87人，增加了28.57%。截至2020年年底，"强县"措施使宁国市人民医院等5所县级医院取得三级综合医院准入和设置，广德市中医医院等2所县级医院创成三级中医医院；县级公立医院开展Ⅲ级及以上手术占比达47.0%，比2016年增长了7.9%。每个县级综合医院均建成了胸痛中心、卒中中心等五大中心。泾县医院、旌德县人民医院利用世行贷款项目，建设了县级医院精神专科，填补了县域医院内无精神专科的"空白"。

三是乡级医疗服务能力得到有效改善。截至2020年年末，宣城市乡镇卫生院中具备"50+N"种疾病诊疗能力和开展外科手术的占比，分别从2016年的47.3%和33.8%，上升到82.3%和55.7%；乡级卫生机构共创成22个特色专科，4个乡镇卫生院创成二级医院；9所中心卫生院服务能力达到优质服务基层行"推荐标准"、23所中心卫生院达到"基本标准"。宣城市所有乡镇卫生院和社区卫生服务中心均建成中医馆，全部能开展中医药服务。

四是村级医疗卫生服务网底得到进一步夯实。截至2020年年底，宣城市新建5个村卫生室，全面消除了村无卫生室的"空白点"；全市医共体牵头医院和卫生院派驻38人到村卫生室，省百医驻村派驻12人到市村卫生室，消除了村卫生室无村医的"空白点"。所有村卫生室均能开展4类以上中医药适宜技术，具备中医药服务能力及相应医疗康复能力的村卫生室覆盖率从2015年的47.5%增加到2020年的99.5%。

五是中医药服务能力明显提升。全面开展全国基层中医药工作先进单位创建工作，泾县、宣州区、宁国市、广德市、旌德县等5个县市区已成功创建，创建通过数量位居安徽省第二。宣城市财政共投入1 500余万元建成98个基层中医馆，为844个村卫生室配备拔罐、针灸、艾灸仪等中医诊疗设备，实现乡镇中医馆覆盖率达100%，基层医疗机构提供中医药服务率达100%。实施中医药特色村卫生室建设"3120工程"，利用3年时间在全市创建120所中医药特色村卫生室。

六是居民健康状况明显改善。宣城市人均预期寿命从2015年的76岁上升到2019年的79.09岁，婴儿死亡率、孕产妇死亡率、5岁以下儿童死亡率长期保持在较低水平。截至2020年年末，全市县域就诊率达到87.2%，较2016年增长了27.2%。

## 四、启示与展望

### （一）坚持实事求是的思想路线

宣城市紧密结合宣城经济社会发展水平、地理位置、群众健康需求提出改革目标。国家政策、省级政策对全国、全省具有普遍的指导性，而宣城市有自身独特的政治、经济、文化、社会状况，有独特的卫生问题和健康需求，因此，如何有针对性地开展医改工作，就需要制定出符合宣城市的医改措施。在国家给出一个远景目标或发展战略（如健康中国、乡村振兴等）和一个包括各种改革措施的政策"工具箱"时，宣城市需要根据宣城实际，在工具箱中选择最适合当地实际情况的政策措施组合。宣城市医改可以在国家医改政策工具箱中找到解决问题的工具，但如何形成符合宣城市实际情况且效率最高的政策组合，才是国家医改政策在宣城市落地且富有成效的关键所在。

### （二）坚持公平效益兼顾的工作原则

宣城市建市时间短，医疗卫生服务基础弱，医疗卫生资源有限，这就对当地改革措施提出了特别要求。

一是不能完全依靠资源投入来满足居民的医疗卫生服务需求。因此，宣城市改革主要选择建立激励机制、提高资源使用效率、提高资源配置合理性等措施。

二是将资源投入边际效益最高的方面。在县级，将资源投入最能减少病患流向县域外的专科、项目和技术；在乡级，将资源按照乡镇性质进行分类投入，提高资源的配置效率；在村级，将资源投入村卫生室的标准化建设，使网底健全。

三是通过资源调配方式解决问题,以减少资源的投入。如通过建立乡镇卫生院分类管理,建立特色专科,聚集具有相关专长的医生,逐步形成区域县级"医疗副中心",可减少"一刀切"、平衡化所带来的资源浪费。

### (三)坚持调查研究的谋事之基、成事之道

宣城市在经济发展、社会文化、健康素养、老龄化水平、地理交通等方面,在安徽省均独具特色,产生了与其他地区不同的医疗卫生保健服务需求。要满足这种需求,要求改革者对需求进行充分了解和细致分析,才能明确改革的方向。为此,宣城市为提高改革政策的科学性和可行性,委托科研院所开展相关课题研究,如在推出县域医疗卫生振兴实施意见之前,委托安徽医科大学开展了全市医疗卫生服务现状调查和居民需求调查,明确现状和问题,并在充分评估政策与现实的基础上,确定了改革的目标;应用项目因果理论,确定了县域成体系、县级强能力、乡级扩规模、村级广覆盖的基本策略,将每一策略按应用能力建设和机制建设来实施,构成一个因果关系链条,为改革目标的实现提供了理论保证。

(报送单位:安徽医科大学卫生管理学院

宣城市政府及医改领导小组主要成员单位)

### 专家点评

宣城市医疗卫生事业起步较晚,基础相对薄弱,发展面临诸多困境。但宣城市医疗卫生系统以乡村振兴和健康中国战略的实施为契机,充分借鉴各地医改经验,结合宣城当地经济社会发展特点和实际情况,以建设县域整合型服务体系为目标,设置了一系列改革措施,有

效提升了县域县、乡、村三级医疗服务能力。

宣城市围绕一体化全面实施紧密型县域医共体，大力推进医院高质量发展，充分激发乡镇卫生院运行活力，织密织牢医疗卫生服务网底，创新实施县域医疗卫生振兴工程，在服务体系、管理体制、运行机制、人事薪酬等诸多方面实施了综合改革，取得了系统性成效。

未来在不断加强党对医疗卫生工作的全面领导下，如何强化县域内医疗卫生资源的统筹和优化布局，强化和拓展县域医疗卫生体系的服务功能，优化乡村医疗卫生机构布局，加强乡村医疗卫生体系疾病预防控制能力建设，提升县域内医疗卫生服务信息化水平等方面仍有较大提升空间。与此同时，宣城市还需要不断发展壮大乡村卫生人才队伍，多渠道引才用才，完善收入和待遇保障机制，分类解决乡村医生养老和医疗保障问题。最后，宣城市需要进一步改革完善乡村医疗卫生体系运行机制，健全乡村医疗卫生体系投入机制，建立健全城市支援健康乡村建设机制。

罗　津

上海交通大学健康长三角研究院　院长助理、副研究员

区域协同篇

# 践行全专结合心脏康复模式：上海市同济医院助力长三角一体化心脏康复发展

## 一、背景与动因

随着社会经济的发展以及城镇化进程、人口老龄化的加速，我国居民的生活方式发生了深刻的变化，不健康饮食、活动减少、吸烟、高血压、高脂血症、糖尿病、压力增加、肥胖等危险因素随之增加，导致心血管疾病发病率居高不下。据《2020中国心血管健康与疾病报告》，我国心血管疾病现患人数达3.30亿，其中脑卒中患者达1 300万，冠心病患者达1 139万，肺源性心脏病患者达500万，心力衰竭患者达890万，心房颤动患者达487万，风湿性心脏病患者达250万，先天性心脏病患者达200万，下肢动脉疾病患者达4 530万，高血压患者达2.45亿。心血管病成为城乡居民首位死亡原因，给我国带来了严重的危害。

心脏康复是确保心脏病患者获得最佳的体力、精神、社会功能的所有方法的总和。心脏康复的内容包括：医学评估、运动训练、心理和营养咨询、教育及危险因素控制等方面的综合医疗。其中，运动训练是心脏康复的重要组成部分。心脏康复可以提高心血管疾病患者运动耐力、生活质量，稳定患者情绪，降低再住院率及病死率，节约医疗开支，因此成为控制当今心血管疾病高发的有效手段，也是落实《"健康中国2030"规划纲要》的强力抓手，有利于实现以治病为中心向以健康为中心的伟大转变，提高人民全生命周期的健康水平。

然而，心脏康复在我国尚未普遍开展。2016年，一项针对991家医院（870家三级医院，107家二级医院，14家社区医院）的调查发现，23.0%的医院开展了心脏康复，这些医院大多数是三级医院及二级医院，主要在城市，郊区及农村医院开展心脏康复的很少。由于心脏康复的理念还未在大范围内被接受，加上社区基层医院心脏康复相关技术较为薄弱，人才极其匮乏，因而迫切需要对基层人员进行心脏康复技术的培训，以满足基层医院开展心脏康复的需求。

## 二、举措与机制

同济大学附属同济医院于2005年在王乐民教授的带领下开展心脏康复，是国内开展心脏康复最早的单位之一。目前在沈玉芹教授的带领下，在国内率先实施心血管疾病早期—门诊—社区—家庭康复的闭环管理模式，全面落实心脏康复的"五大处方"，在全国范围内得到较广泛的推广。

### （一）搭建长三角三级医院—基层及社区心脏康复平台

目前搭建了中国心脏联盟心血管病预防与康复专委会长三角社区基层联盟及同济大学医学院心脏康复研究所合作基地等平台，来自上海市、安徽省、江苏省、浙江省的40余家社区基层单位参与，将借助已经搭建好的平台，把既有心脏康复技术下沉至社区，并建立医教研全面合作，不断创造更多成果，为长三角百姓健康谋福利。2021年6月11日至6月13日，中国康复医学会心脏重症康复理论与实践新进展学习班暨第十五届上海同济心脏康复高峰论坛开幕，其间成功举办了中国心脏联盟心血管病预防与康复专委会长三角社区基层联盟授牌仪式。目前已经成功培训了上海市徐汇区龙华街道社区卫生服务中心、上海市闵行区梅陇街道社区卫生服务中心、上海市虹口区四川北路街道社区卫生服务中心、江苏省昆山市老年医院、浙江省杭州市上城区采荷街道社区卫生服务中心、上海市普陀区石泉街道社区卫生服务中心等机构的医务人员开展心脏康复工作，其中有3家医院获得CDQI国家标准化心脏康复中心的授牌，2家单位为CDQI国家标准化心脏康复建设中心。

### （二）构建全专联合的上下级转诊路径

同济大学附属同济医院心脏康复中心是国家卫健委、中国康复医学会心血管病专业委员会、中华医学会心血管病分会三重认证的13家"全国首批国家心脏康复中心培训示范基地"之一。该中心同时也是中国康复医学会专科培训基地和上海市唯一的康复医学会心脏康复培训基地。此外，该中心还是中国康复医学会心血管病专业委员会副主委单位，中国医师协会康复医师分会心脏康复专业委员会副主委单位，上海康复医学会副会长单位，上海康复医学会心脏康复专业委员会主任委员单位。

经过16年的探索，同济大学附属同济医院心脏康复中心积累了较为丰富的临床实践经验及科研成果，在国内率先创建基于互联网上下级医院心力衰竭心脏康复的转诊模式，形成转诊路径。2021年3月9日，沈玉芹教授主持的上海市卫健委先进适宜技术项目——"基于分级诊疗的慢性心衰患者运动评估技术的规范化与推广"第二次研讨会

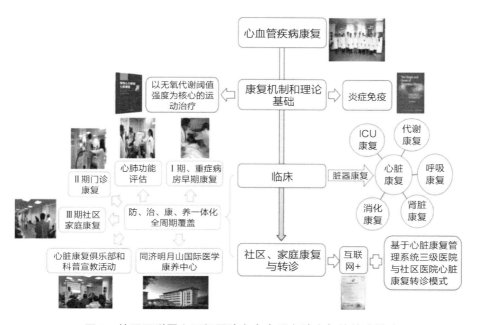

图1　基于互联网上下级医院心力衰竭心脏康复的转诊模式

于同济大学附属同济医院顺利召开。会议的主题是"慢性心力衰竭患者运动康复的医院—社区转诊办法和社区筛查办法"，将同济医院心脏康复科的运动康复技术下沉至社区，首期探索在医院、社区融合式协作下，实现慢性心力衰竭患者的无缝式运动康复治疗，改善临床预后，最终协助社区卫生机构将运动康复技术运用起来，并逐步开展慢性心力衰竭患者的慢病管理服务和运动康复治疗。

同济大学附属同济医院心脏康复中心在国内率先推广以无氧阈为有氧运动强度对慢性心力衰竭进行运动康复，在全国范围内得到广泛推广，由此获得中国康复医学会科技奖一等奖（2019）、上海康复医学科技奖一等奖（2018）。中心医务人员编写了专著4部，其中在施普林格出版社（Springer）出版1部，在人民卫生出版社出版3部；中心医务人员参编专著10余部，执笔撰写及参与撰写7～8部指南与共识，发表文章80余篇；中心获批专利5项，申请6项发明专利。中心医务人员主持国家"十二五"科技支撑计划（1项）、国家自然科学基金项目（8项）、"十一五"国家科技支撑计划子课题（1项）以及上海重大科技攻关项目、上海申康医院发展中心项目、上海卫计委项目、教育部高校博士点基金、上海浦江人才计划等20余项。

### 三、创新与成效

#### （一）全专结合心脏康复模式实例展现

患者李老伯，65岁，2年前因胸闷行冠脉造影明确诊断为冠心病，当时植入2个支架，从那以后仿佛进入"麻烦世界"。李老伯整天感觉胸口胀胀的，不时地要用手捂住胸口，也不敢轻易动，生怕支架从血管里滑脱，以致经常夜不能寐、早醒、噩梦缠身，整个人精神萎靡、面色苍黄、生活需要妻子照顾。半年前，李老伯发房颤后出现耐力差、气短、脚肿，到同济大学附属同济医院经心超及化验血液等检查后诊断为：① 冠心病、房颤、心衰；② 高血压病；③ 焦虑状态。于是，李老伯被收入同济大学附属同济医院康复医学中心心脏康复病房。入院后予系统性评估，积极进行抗心衰、冠心病规范化药物治疗，外加心理疏导、床边康复等，李老伯症状很快好转，在各项指标好转后，李老伯转入门诊康复（药物处方、运动处方、心理处方、营养处方），出院后在心脏康复中心的监护下运动康复3个月，耐力状态好转、情绪好转，在各项指标稳定后转入上海市普陀区石泉街道社区卫生服务中心，由全科医师进行对接，在转入社区前，医院对李老伯进行了运动处方的重新调整。

全科医师接管后，按照同济大学附属同济医院心脏康复方案对李老伯进行管理，定期上门随访关心其心理状况。最初3个月，李老伯的运动处方按照上海市同济医院转出时制定的运动处方，之后根据6分钟步行试验结果制定的运动处方进行管理。患者的运动场所为社区与家里。社区可采用心脏康复管理系统对患者进行管理，实时上传患者心电、血压、指末氧等信息结果；医生可以实时查看，也可以定期开具运动处方等。经过半年全专结合的心脏康复，李老伯病情稳定，每天可以在附近的公园里走路1小时（近5公里），也可以帮老伴买买菜，与附近的邻居聊聊天，脸上时不时绽放出开心的笑容，家里也充满着幸福的氛围。周围邻居也都说李老伯仿佛脱胎换骨变了一个人。李老伯的故事展现出全专结合下的心脏康复上下级转诊模式给患者带来的良好效益。

（二）心脏康复惠及广大患者

同济大学附属同济医院心脏康复目前涵盖所有危重症心血管疾病、慢性稳定性心血管疾病康复，其他脏器康复（包括ICU重症康复、肺康复、肾脏康复、糖尿病康复、肿瘤康复等），已经形成完整的脏器康复体系，服务目标人群广，病种多。自开展心脏康复以来，医院已完成近万例患者的心脏康复，患者满意度高，效果好。

（三）获得社会的广泛关注

医院心脏康复团队成员应邀在全国各地举办学术讲座及培训。医院的心脏康复实践得到众多主流媒体的相继报道，比如上海广播电台长三角之声、东方卫视、新华网、央广网、人民网等。

**（四）获得上海市卫生健康系统精神文明建设委员会颁发的第四批"创新医疗服务品牌"**

经过层层角逐，同济大学附属同济医院选送的项目"医患同心、守心护心——'家庭互助式'心脏康复模式提升心血管疾病预防和康复治疗效果"于2020年获得上海市卫生健康系统精神文明建设委员会颁发的第四批"创新医疗服务品牌"。

## 四、启示与展望

同济医院全专结合的心脏康复模式率先在上海成功落地，目前正把经验向全国推广中。但是还存在不少问题需要进一步解决，比如基层社区医务人员心脏康复意识的增强、专业技术与规范流程的培训、患者对基层人员的信任度问题、基层社区心脏康复基础设施的改善等。

在国家政策的指导下，心脏康复迎来了大好的发展时机，将借助学术平台，发挥影响力、技术优势，积极推动长三角心脏康复高质量一体化发展，造福长三角百姓。

（报送单位：同济大学附属同济医院）

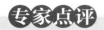专家点评

长三角一体化发展，事关全国发展大局，进入新发展阶段，肩负党中央、国务院赋予的重大使命。推动医疗服务高质量协同发展，健全区域医疗卫生服务制度体系，是长三角区域一体化的重要内容。本案例围绕落实长三角一体化这一重大战略决策，为把医疗卫生服务联动

创新发展做实、做细,搭建了长三角三级医院—基层及社区心脏康复平台,对于推动长三角地区心脏康复高质量一体化发展,具有重要的创新意义和实践价值。

搭建长三角三级医院—基层及社区心脏康复平台,把既有的心脏康复技术下沉至社区,并建立医教研全面合作,创建基于互联网上下级医院心力衰竭心脏康复的转诊模式,加强相关人才培训,为长三角百姓健康谋福利。

这一措施自实施以来,已经进行近万例患者的心脏康复,取得了一些成效,全专结合下的心脏康复上下级转诊模式给患者带来了深远福祉。该项目得到众多主流媒体的相继报道,获得上海市卫生健康系统精神文明建设委员会颁发的第四批"创新医疗服务品牌"。建议未来进一步建立健全长三角一体化协作机制,促进长三角地区心脏康复服务的同质化发展,促进长三角地区基层社区医务人员心脏康复服务能力的提升。

**钱东福**

上海交通大学健康长三角研究院　双聘研究员

南京医科大学医政学院　院长、教授、博士生导师

# 以点促面，率先突破：苏州市卫健委推行无证行医数据实现沪苏互联互通

## 一、背景与动因

### （一）政策背景

党的十九大以来，建设长三角世界级城市群，成为今后一个时期东部地区优化发展的具体战略布局。2018年5月，习近平总书记在《关于推动长三角一体化发展有关情况的报告》上作出重要指示。一是要实现更高质量一体化，这是总体目标；二是上海要发挥龙头作用，苏浙皖三省要各扬所长，这是推进路径；三是要引领长江经济带发展，服务全国发展大局，这是根本落脚点。2019年11月，《长江三角洲区域一体化发展规划纲要》发布；12月25日，卫生监督综合执法长三角一体化共建共融研讨会召开，三省一市签署了《长三角卫生监督综合执法一体化发展合作备忘录》。2021年2月，长三角三省一市卫生健康委共同印发了《长三角区域卫生监督联动执法实施办法（试行）》。

### （二）苏州市无证行医概况

深入开展打击无证行医行为是各级卫生健康部门的重要工作内容。近年来，苏州市各成员单位各司其职，通力合作，开展了大量以打击无证"游医""黑诊所"为主的非法行医行动。特别是2008年最高人民法院出台的《最高人民法院关于审理非法行医刑事案件具体应用法律若干问题的解释》中规定，非法行医被卫生行政部门行政处罚两次以后，再次非法行医的，认定为刑法第三百三十六条第一款规定的情节严重，构成非法行医罪。该司法解释进一步明确了罪与非罪的标准，强化了刑行衔接的力度。5年来，苏州市共出动执法人员20 657人次，查

办无证行医2 480起,移送司法机关案件141起,对本地区非法行医势头进行了有效遏制。但现阶段苏州市非法行医现象仍在一定范围内存在,其中由于各省、市间无证行医行政处罚信息未能及时共享互通,导致一些该移送司法机关的案件未能及时移送,阻碍了行政处理与刑罚的进一步衔接,使得无证行医者在不同省市之间流窜作案成为当前监管的重点、难点。

## 二、举措与机制

近年来,沪苏两地坚定卫生监督综合一体化发展共识,以打击无证行医为突破口,在卫生监督领域开展了一系列有益探索,取得一定成效。

**(一) 加强区域协同,建立联合执法机制**

苏州市吴江区与上海青浦区、嘉兴市嘉善县成立了卫生监督综合执法联动办公室,开展针对非法医疗美容、餐饮具集中消毒单位的联合执法行动。江苏昆山、太仓与上海嘉定区共同签署《防范和打击无证行医工作合作协议》,逐步推动三地在医疗卫生服务监督领域的深度合作。

**(二) 加强队伍共建,开展案例经验交流**

连续多年组织开展苏锡常卫生监督管理干部能力培训班、嘉昆太三地医疗卫生监督论坛暨医政案例分析研讨会,通报工作进展,总结交流经验,研究制定联合监管措施,研究解决重点难点问题。2020年,长三角一体化卫生综合监管论坛举办,共商新时期长三角区域卫生监督综合执法互融联动机制。

**(三) 加强信息共享,推动监管数据互通**

在实施联合执法工作机制的地区建立信息联络制度、跨区域执法重大情况通报制度。苏州市卫生健康综合监管信息平台三期项目,在统一沪苏两地相关业务标准、确保无证记录和处罚记录以及违法事实精确关联的基础上,应用隧道技术积极推进了跨地区监管信息平台的

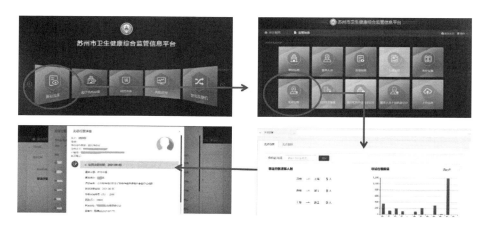

图1　苏州市卫生健康综合监管信息平台

数据对接，目前已实现沪苏两地无证行医库数据的实时互联互通。

## 三、创新与成效

苏州市卫生健康综合监管信息平台三期项目，在实现跨域数据互联互建中进行了创新性的探索和实践。执法人员通过平台数据查询，实时掌握比对沪苏无证行医者流动情况和行政处理情况，分析研判风险，及时发现、更新、传达无证行医行踪，为下一步精准打击打下了良好的基础。

### （一）政治成效

2019年12月25日，《长三角卫生监督综合执法一体化发展合作备忘录》明确了三省一市将逐步推进统一标准、联合行动和共建共享三个领域的合作，通过实现沪苏两地无证行医数据的互联互通，实现跨区域的协同配合、联合打击和经验交流，从而在长三角一体化建设中实现"以点促面、率先突破"。

### （二）经济成效

跨区域的信息共享和协作，有效整合调度了执法力量，破解了过去受地域管辖权所限调查取证难、精准打击难的"两难"问题，大幅提升执法效率,同时在一定程度上节约了政府的行政执法经费,具有一定的经济效益。

### (三) 社会成效

由执法区域所在地区牵头调派的多地执法人员,先后在花桥、嘉定、宝山等地开展以卫生健康为主,公安、城管等多部门协作的联合打击非法行医行动,既对非法行医者起到震慑作用,也利用工作平台开展"练兵",引导群众自觉抵制非法行医,确保了省、市间卫生健康领域跨区域执法工作平稳健康有序地发展。

## 四、启示与展望

### (一) 逐步扩大综合监督执法覆盖的广度和深度

配合建立重大案件会商督办制度、联席会议制度等,进一步完善联合执法工作机制。区域接壤具有联动发展的天然禀赋,下一步要引导和鼓励更多地区主动融入"长三角一体化"发展,积极探索区域合作新方法、新模式。

### (二) 持续开展各类执法交流活动

继续开展联合监督执法培训、案例分析研讨会、医疗服务综合监督论坛等执法交流活动,积极共建共享监督执法专家库,开展执法"练兵比武",探索以项目带动长三角地区卫生监督工作跨区域合作。

### (三) 加快推进综合监管数据对接

下一步苏州市将继续探索沪苏两地卫生监督新时期合作新机制,尤其要加深在"互联网+监管"方面的合作,在无证行医互联互通数据库的基础上,切实利用信息化手段,助推"长三角一体化"卫生监督工作的落实,逐步实现信用黑名单共享,执法线索和执法结果、不良执业记分等信息共享,逐步扩大综合监督执法覆盖的广度和深度。

### (四) 继续强化信息化建设,提升智能监管能力和水平

苏州市通过应用信息技术逐步实现非法医疗行为的智能发现,针

对诊疗活动超出医疗机构执业登记或备案范围，诊疗活动超出卫生人员资质、从业范围的情况，通过构建围绕机构、科室、人员动态诊疗范围数据基础模型及超范围行医规则判定模型，利用大数据手段形成对医疗机构及其卫生从业人员超范围行医的智能筛查与专项监管，从而提高监督员的执法效率，实现精准化执法。利用智能监管模型，对行业风险实现精准感知、智能预警、智能评估，设置相应的处置措施，进行风险排查，在跨部门、线上线下之间实现联动，从而建立覆盖医疗行业全生命周期的风险感知和智能预警体系。

（报送单位：江苏省苏州市卫生健康委员会）

## 专家点评

苏州市卫健系统充分发挥《长三角卫生监督综合执法一体化发展合作备忘录》和《长三角区域卫生监督联动执法实施办法（试行）》提供的法律保障与沪苏两地长期形成的区域协同互融联动等制度优势，并基于苏州卫生健康综合监管信息平台，大力推进无证行医监管数据跨区域互联互通，迅速破解了跨区域调查取证难和精准打击难等痼疾，有效打击了跨地域的流窜非法行医现象，并有望为未来长三角乃至全国更广泛的跨区域卫生监督综合执法探索出数字化赋能的精准高效创新模式。

促进跨区域的卫生监管综合执法一体化的关键是建立跨区域、跨部门的监管协同机制（比如防止非法行医者监管套利）以及配套的激励机制。随着未来联合执法的省市的增加和监管范围的扩大，迫切需要建立更高层次的区域监管协同机构与授权机制，并综合运用经济等手段调动监管者和执法者的监管执法积极性。在具体监管思路上，应积极探索如何将监管的端口从事后打击前移到事前预警。在这些方面，苏沪基于数字化平台信息共享、线上线下联动、全生命周期的智能监管探索，无疑都提供了可资借鉴的宝贵经验，其未来的推广延展值得期待。

**许永国**

上海交通大学健康长三角研究院　双聘研究员

上海交通大学安泰经济与管理学院　博士

# 数字化改革与协同：温岭市上线出生一件事"跨省通办"满足群众异地办事需求

## 一、背景与动因

浙江省温岭市坚持裂变发展导向，深入贯彻落实"最多跑一次"改革精神，通过"三推进三实现"模式，整合部门资源、优化业务流程、延伸服务触角，解决出生多环节、多处跑、多次跑问题，在浙江省范围内率先实现出生一件事一站式联办、一体化服务。自2019年4月29日起，温岭市行政服务中心、7家助产机构全面启动出生一件事集成服务，推行《出生医学证明》、户口登记和医保参保等6项服务一次办结。该服务年均将使1万余户家庭受益，年均减少群众跑腿6万余次，年均精减材料10万余份，人均缩短办理周期累计10个工作日，群众获得感显著增强。该事项被人民网、浙江在线、《台州日报》等媒体相继报道。

近年来，党中央、国务院陆续出台审批服务便民化、"互联网+政务服务"、政务服务"跨省通办"等一系列政策文件。为坚决贯彻落实中央和省市有关"跨省通办"的决策部署，有效解决婴育事项异地办理"多地跑""多次跑""折返跑"等难题，自2021年4月起，温岭市积极融入长三角跨省合作，主动对接安徽省阜南县，依托国家政务平台和各级政务服务机构，实现省际部门数据信息互联互通，全面打通群众异地办事堵点、难点。该场景被列入首批浙江省卫生健康数字化改革基层创新储备库，被浙江新闻网、浙江凤凰网、《台州日报》等媒体报道，被健康浙江、台州发布等转载。

## 二、举措与机制

### （一）梳理服务需求

浙江省出生一件事集成应用的服务对象为省内户籍人口，但针对流动人口新生儿出生医学证明办理、入户、医保参保等事项，存在"多地跑""多次跑""折返跑"的现象，亟须通过减时间、减环节、减材料、减跑动，让群众享有方便的服务；且该事项省际部门数据信息未联通、不共享，需要建立异地收件、问题处理、监督管理等机制，满足群众异地多证一站式联办需求。

一是群众"多地跑"，办理时间长。父母一方必须持婴儿出生医学证明返乡办理，办理周期为一两个月不等。

二是群众"多次跑"，办理材料多。群众至当地派出所办理新生儿入户后，至医疗保障部门办理参保登记，再到人力社保部门办理市民卡等，需在多个部门间来回跑，且每个部门都要求提交申请材料。

三是群众"折返跑"，办理费用高。群众需在常住地和户籍地之间往返，往返费用高，如新生儿因病住院，更是无法及时享受医保报销等政策。

### （二）建立工作机制

一是明确应用任务。围绕出生一件事"跨省通办"的核心任务，梳理出生医学证明、预防接种证、户口登记、参保登记、医疗保障卡（市民卡）办理、生育保险核准支付等6项一级任务，并进一步拆解为28项二级任务。其中，"参保登记"拆解为父母亲身份信息收集、新生儿出生信息采集、资料审核、参保登记、通知缴费5项二级任务。

二是注重多跨协同。加强跨层级、跨地域、跨部门业务协同，由国家政务中台提供中转平台，浙江、安徽两省卫生健康委和大数据局协同突破省际数据推送技术，县级卫健、公安、医疗保障、人力社保等多个部门协同推进。

三是构建指标体系。围绕6项一级任务，建立17项可量化的评价指标，逐一明确指标所需的数据项和对应的数据系统。通过指标的确立、数据的归集，实现对医学证明签发、预防接种、户口登记等情况的全面数字化监管。其中，就"出生医学证明签发"任务，设立"签发率、满意率、准确率、覆盖率"4项指标；就"预防接种证发放"任务，设立"完整率、满意率、准确率、覆盖率"4项指标；就"户口登记"任务，设立"入户率、满意率、准确率、覆盖率"4项指标。

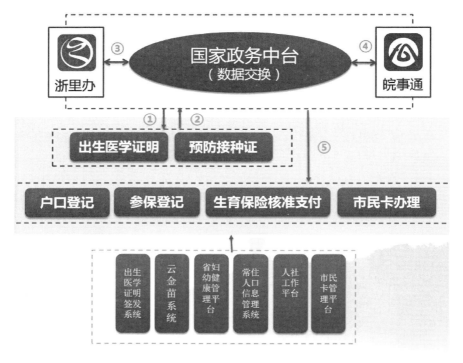

图1　温岭市出生一件事"跨省通办"平台运行示意图

四是加强数据归集。摸排出6类数据需求，妇幼健康管理、出生医学证明签发、婚姻登记信息、省内外常住人口信息管理、市民卡管理等数据项28个，打通"浙里办""皖事通"跨层级、跨地域、跨部门系统8套，推动数据多元汇集、信息交互。

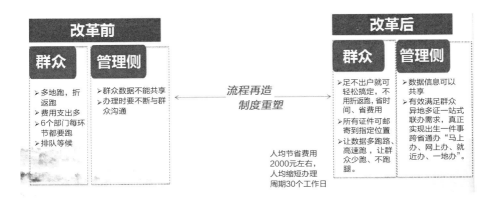

图2　温岭市出生一件事"跨省通办"平台改革前后对比示意图

五是推动流程再造。打破以往多部门、跨领域断点式申办的传统模式，精简办理环节，再造办理流程，将出生医学证明、预防接种证发放等6个环节统一为完整的闭环流程。改"人工跑"为"数据跑"，通过"浙里办""皖事通"联通国家政务中台，实现跨省信息交互共享。建立统一集成界面，整合跨省在线受理、省际收办件推送联办、法人用户社保医保刷脸提醒等13项功能，群众只需在常住地通过"跨省通办"集成应用，录入相关资料，由国家政务中台精准推送至户籍所在地，就能做到6个事项1次办理。

### 三、创新与成效

出生一件事"跨省通办"应用于2021年6月在"浙里办"上线，据统计，人均节省费用2 000元左右，人均缩短办理周期30个工作日。浙江省温岭市已与安徽省阜南县、临泉县、太和县签订合作协议，跨省通办经验于2021年8月在台州全市推广，合作办件已由安徽省扩展至湖南、江西、云南等6个省份；2021年10月，温岭市民登录浙里办可实现全国通办。温岭市出生一件事"跨省通办"应用场景荣获第三届浙江省高质量发展智库论坛政府数字化赋能高质量发展创新案例。

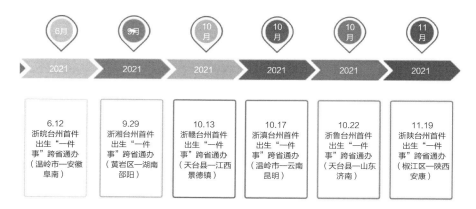

图3　出生"一件事"跨省通办平台在浙江省台州全市推广

　　一是形成"跨省通办"联办机制。打破省际数据壁垒，充分整合两省卫健、公安、医保、税务和银行等部门资源，建立"跨省通办"联办机制，推出"六证联办"服务。通过数字赋能，实现省际、部门间事项申请材料、身份信息等电子化数据实时流转，真正做到"信息共享、一人通办、一次完成"。

　　二是推动政策简化、流程优化。调整细化办理政策，对出生医学证明、预防接种、新生儿落户、医保参保等5个基础事项和生育保险核准支付1个可选事项的申请材料填报字段进行逐个梳理、归并和去重，实现两省一套标准、一表通用；重塑业务流程，将流动人口办件多地受理转为异地受理、无差别办理，实现"马上办、网上办、就近办"，有效提升政府的治理效能和服务水平。

　　以"一件事"的理念开展出生一件事"跨省通办"应用场景建设，打通省际数据壁垒，两省卫健、公安、医保、税务和银行等部门间实现事项申请材料、新生儿出生信息和身份信息等电子化数据实时流转，建立省际沟通协调机制、县级联办服务机制和数据共享机制，将流动人口办件多地受理转为异地受理、无差别办理，全时空、全方位提升群众办事效能。该项目不存在多头建设、重复建设现象，具有在长三角区域乃至全国推广的价值。

### 四、启示与展望

该项目在省际推行过程中，存在合作省份跨省通办进度不一、跨省多部门协同困难和群众对异地办事存在不信任等问题，须通过印发办事指南，并在微信公众平台和其他各类媒体发布，加大出生一件事跨省通办的宣传力度，提升群众的知晓率和满意度，以提高办件量。建议将浙江省出生一件事掌上办标准升级为国家标准，促进省际认同，通过出生证副页电子归档等有效手段，加强省际多部门高效协同，推动"最多跑一次"向长三角全区域乃至全国推广。

（报送单位：浙江省温岭市卫生健康局）

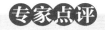

　　基于流动人口异地办事的实际困难和实质需求，浙江省温岭市积极融入长三角跨省合作，主动对接安徽省阜阳市的阜南县、临泉县、太和县，以流动人口"出生一件事"跨省通办为切入点，通过"浙里办""皖事通"联通国家政务中台，实现制度重塑、流程再造、信息共享。"出生一件事"跨省通办业务作为首批浙江省级卫生健康数字化改革基层创新储备库入库项目，通过减时间、减环节、减材料、减跑动，破解了流动群众"多地跑""折返跑"等难题，实现了省际部门数据信息的互联互通。让数据高效跑腿，助力实现服务领域小事"省心办""快速办""无感办"，解决民生难点、堵点、热点，是紧抓数字化改革的核心目标。

　　2022年以来，温岭市持续扩大政务服务"跨区域通办"朋友圈，相继将申领居民身份证、新生儿入户"跨省通办"业务拓展至长三角区域。目前，温岭市已与湖北、贵州、四川等8个省的23个县（市、区）签订政务服务联办协议，涵盖社保城镇职工基本养老保险关系转移接续、医保关系转移接续、公安户口迁移等事项。下一步，温岭市还将继续深化"跨省通办"模式、路径和保障，及时公布通办事项清单，让更多在外温岭人和在温外来人员知晓并享受"跨省通办"的便捷，享受"放管服"改革的红利。

我们认为，"出生一件事"跨省通办的改革方向不存在多头建设、重复建设的问题，在长三角乃至全国都具有较大的实践和推广价值。但在省际推广的过程中，各省份之间的区域协同、部门协同和办理效率不统一现象仍不同程度存在，如何将温岭市的探索性示范标准进一步升级成为国家标准以促进省际的互认互通和高效协同，是未来值得关注和推动的重点方向。

**罗　津**

上海交通大学健康长三角研究院　院长助理、副研究员

# 以分级诊疗为抓手：安徽省濉溪县推进紧密型县域医共体建设

## 一、背景与动因

### （一）濉溪县概况

濉溪县位于安徽省北部，为淮北市唯一辖县，素有"酒乡煤城、中原粮仓、能源之都、运河故里"的美誉。全县辖11个镇和省级濉溪经济开发区、濉溪芜湖现代产业园区，土地面积达1 987平方公里，总人口为114.2万人，常住人口为93.2万人。2020年，全县实现地区生产总值491亿元，总量位居安徽省县域第七位，连续六年稳居全省县级前十。根据濉溪县卫健委的统计数据，截至2022年12月底，全县共有医疗卫生机构378家，其中县级公立医疗机构3家，镇卫生院（分院）18个，社区卫生机构19家，村卫生室255所，民营医院9家，门诊部4个，个体诊所70家；每千人口床位数达4.58张、注册执业医师数达1.99人、注册护士数达2.01人。此外，由濉溪县医院、县中医医院牵头，分别与12家和6家乡镇卫生院联合组建2个县域医共体。

### （二）政策背景

群众日益增长的医疗卫生服务需求与县域医疗卫生机构服务能力不足的问题始终难以得到有效解决。县、乡、村三级医疗卫生服务网"县不强、镇不活、村不稳"，网络体系建设不完善，无法为县域居民提供连续、协同、全面的健康管理服务，分级诊疗政策难以落地。

## 二、举措与机制

### （一）强化一个保障

综合医改工作难度大、系统性强，县委、县政府及时成立由县政府主要领导任组长的县医改领导小组、县域医共体试点工作领导小组和医共体管理委员会，突出组织领导，加强体制保障。自2016年以来，县委、县政府在县委常委会、县深化改革领导小组会、县政府常务会、医改领导小组会等70多次会议上，研究相关问题，针对医疗卫生发展规划、医共体建设试点工作、人才队伍建设、重大项目建设、经费投入、配套文件等重大事项，及时研究解决相关问题，促进合力攻坚。

### （二）优化两个布局

一是优化功能布局。根据濉溪县的实际情况，调整优化乡镇卫生院的布局，合理确定其功能定位，重点建设6个医疗服务区，充分利用3.75亿乡村医养结合PPP（政府和社会资本合作）项目，对18家卫生院在基建、设备采购、信息化等方面进行全面提升。2020年，濉溪县将政府专项债18.8亿元用于县南部次中心新城医院、双堆集新城医院、河西新城医院等6个重大补短板项目建设，医疗资源配置更加均衡。

二是优化急救站点布置。按区域划分，濉溪县建设12个基层急救站点，为辖区居民免费提供急救转诊服务，初步形成了县域15分钟医疗服务圈。自2018年以来共免费转运辖区病人1.2万人次。

### （三）落实三项制度

一是落实基层首诊制度。为全县255个村室全部配齐有资质的村医及乡村一体化信息系统、健康一体机等医疗设备，保障群众就近就医。乡镇卫生院的诊疗量由2016年的61万人次上升至2020年的106.7万人次，基层首诊占比超过85%。

二是落实双向转诊制度。印发《关于开展分级诊疗工作的实施方案》《濉溪县县域医共体转诊管理实施细则（试行）》，建立了逐级转诊与医疗保障制度、县乡村三级转诊信息系统，引导居民合理就诊。

三是落实急慢分治制度。所有乡镇卫生院均成立慢性病科，将慢性病常规用药由医共体中心药房下沉至镇村，实现慢性病患者就近诊治，2020年向辖区分院配送2 170.42万元药品。依托急救站点，保障急症患者及时转诊,2019年和2020年累计免费转运急诊患者9 103人次。

**(四) 健全四个机制**

一是健全利益共享机制。实行医保基金按人头总额预付,2019年试点基本公共卫生经费包干,2021年探索常见慢性病门诊按人头总额包干。

二是建立工作推进机制。印发《医共体乡镇卫生院及村卫生室帮扶方案》《县镇村三级师带徒指导意见》《驻点医师及镇村医务人员进修管理办法》等系列文件,明确工作职责、工作流程、奖惩举措等,建立健全了各司其职、上下联动、奖惩分明的工作推进机制,保障各项工作举措落在实处。

三是健全绩效考核机制。印发《濉溪县紧密型县域医共体综合绩效考核实施方案》等文件,将考核结果与包干结余经费、绩效总量核定、收支结余总量、财政补助性经费分配挂钩,充分发挥绩效考核的激励作用,强化公立医院的公益导向。

四是健全综合医疗保障机制。自2018年8月1日起,对濉溪县城乡居民基本医保的非贫困人口患者,在省内定点医疗机构年度住院合规医疗费用经基本医保、大病保险报销后,个人自付部分超过规定限额的,政府予以再保障。截至2022年12月底,共有731人受益,保障资金支出132.6万元。

**(五) 提升五种能力**

一是提升综合治理能力。强化党建统领,制定《濉溪县全面加强公立医院党的领导实施方案》,加强公立医院党的建设,为2家县级医院配备了党委书记,牵头医院将支部建在科室上,在县域综合医改中充分发挥了党员干部的模范带头作用。

二是提升信息化应用能力。推进信息化升级改造,完成医共体影像中心、检验中心、病理中心、心电中心建设,实现了县乡村医疗信息互联互通,实现分时段预约诊疗,线上复诊。推行"两卡制"工作,为所有的村卫生室配备移动公共卫生终端，智医助理系统实现县域全覆盖。

三是提升医防融合能力。专业公共卫生医师、县级临床医生参与"1+1+1"签约服务团队，开展讲座培训、村室义诊；推行医疗和健康处方"双处方"制度，将10.41万高血压、2.78万糖尿病患者纳入门诊管理；全民健康平台对医疗机构诊疗信息的智能分析，提升了签约医生对重点人群健康干预的精准度，实现了医共体、公共卫生机构、临床服务队伍、临床医疗信息的初步融合。

四是提升牵头医院服务能力。自2016年以来，累计投入近8亿元用于2家县级公立医院能力提升建设。与市外、省外三甲医院组建医联体，利用医师培训统筹资金建立名医工作室，通过邀请院外专家会诊、手术等方式提升医疗服务能力。

五是提升人才队伍建设能力。制定《濉溪县卫生系统急需紧缺人才引进工作实施办法》《医共体乡镇卫生院人员管理办法》，建立乡镇卫生院编制周转池制度，为全面加强人员队伍建设提供制度保障。将350万元医师培训统筹资金用于专业技术人员培养，为县级医院能力提升提供了有力的支撑。

## 三、创新与成效

### （一）建设情况

2016年，濉溪县被列为安徽省第二批县域医共体试点县。濉溪县委、县政府高度重视县域医共体试点工作，始终坚持以"人民为中心"，紧紧围绕医共体利益、绩效、工作三个方面的机制建设，在着力解决"看病难、看病贵"两大关切方面出实招，推动县域医疗服务体系建设由"治病为中心"向"健康为中心"转变，按照"两包三单六贯通"的建设路径，经过五年的建设周期，县域医疗资源得到了持续优化，分级诊疗格局基本形成，人民群众的获得感、满意度逐年提升。

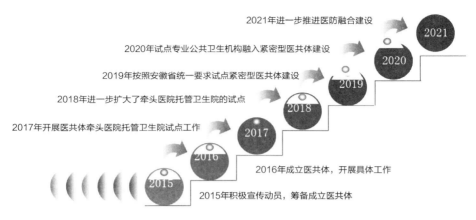

图1　濉溪县医共体发展历程

## （二）取得的成效

### 1. 县域整合型医疗服务体系初步建立

通过近5年的努力建设，县乡村三级医疗机构分工协作机制基本建成，县域内防治结合的资源利益共享机制也基本确立。县医院成功创建三级医院，县中医院完成三级医院的设置许可。乡镇卫生院达到国家基本标准的有9家，达到国家推荐标准的有4个，2家晋升为二级综合医院，县域内整合型医疗资源服务体系更加完善。乡镇卫生院职工和村卫生室乡村医生的人均收入，分别从2016年的6.7万元增加到2020年的14万元，从2016年的2.5万元增加到2020年的5.5万元。

### 2. 预防为主的医疗卫生服务模式基本形成

一是医保基金持续实现平衡。医保包干经费连续4年实现结余，2017年至2020年，医保基金分别结余2 119万元、3 632万元、1 426.23万元、6 373.9万元。

二是住院率维持较低水平。全县全口径住院率（含住院分娩、外伤），2017年为13.20%，2018年为12.29%，2019年为12.38%，2020年为11.36%，均低于全省平均水平。

三是主要健康指标持续改善。根据濉溪县"十四五"卫生健康发展规划数据，2020年底，濉溪县县域健康素养水平达26.9%，居民人均寿命为82.54岁（死因网），孕产妇死亡率为7.38/100 000，婴儿死亡率为3.84‰，5岁以下儿童死亡率为5.39‰，主要健康指标均优于全国平均水平。

**3. 分级诊疗制度有力推进**

濉溪县通过成立卫生院慢性病科，建立中心药房，统一县乡医疗机构药品目录，实现了常见病、慢性病患者就近诊治，基层医疗机构诊疗人次占比达到85%以上。急病患者转诊更加及时高效，2020年上转17 110人次，下转2 009人次，外转5 453人次；与2019年相比，上转增加了1 435人次，下转增加了1 116人次，外转减少了3 542人次，有序就医的格局逐步形成。

**4. 基本医疗卫生服务水平更高**

推动县级医院专家资源、技术资源等上级优质医疗资源下沉帮扶，成功建立县内急救转诊体系、15分钟医疗圈，极大地提高了基层群众就医可及性，加之综合医疗保障的有力保障，"看病难、看病贵"问题在县域内得到初步解决。

**（三）创新举措**

**1. 建立医师培训统筹资金**

制定《濉溪县医师培训统筹资金实施方案》，统筹350万元医师培训资金，用于医师外出进修学习，聘请院外专家来濉溪县手术、会诊、带教指导，以及省内外知名专家在县级医院设立名医工作室等经费补助。该方案自实施当年，当地医务人员外出进修学习以及与省内外三甲医院的专家互动次数超过以往3年的总和，为县级医院能力提升提供了有力的政策支撑。

**2. 加快深化医防融合**

县医改领导小组印发《濉溪县公共卫生专业机构融入紧密型医共体建设实施方案》，坚持"共同管理、分级指导、协同服务、责任同担、效益共享"原则,完善医保基金、基本公共卫生经费等包干机制,构建专业公共卫生机构参与医共体建设的利益共享机制,通过公共卫生与临床医疗队伍、临床医疗资源配置和使用、临床医疗信息的融合,推进健康知识普及,促进妇幼健康和老年健康,做好心脑血管、癌症、慢性呼吸系统疾病、传染病等疾病的防治防控。

**3. 建立综合医疗保障政策**

自2018年8月1日起,对参加濉溪县城乡居民基本医保的非贫困人口患者,在省内定点医疗机构年度住院合规医疗费用经基本医保、大病保险报销后,个人自付部分超过规定限额的,政府予以再保障。即县内医院年度累计自付合规医疗费用超过1.5万元的,在市级医院年度累计自付合规医疗费用超过3万元的,在省级医院年度累计自付合规医疗费用超过5万元的,对超过部分予以再保障。个人自付封顶额按照本县参合居民年度内就诊最高级别医疗机构确定,年度再保障封顶线为20万元。这项政策的实施,对防止因病返贫、促进分级诊疗政策落实以及提高城乡居民参加基本医疗保险的参保率具有积极的作用。

**4. 完善公立医院薪酬制度**

坚持"激励与约束相结合、按劳分配与按生产要素分配相结合、动态调整与合理预期相结合"的原则,濉溪县卫健委联合财政、人社部门出台《濉溪县公立医院薪酬制度改革实施方案》,以期建立与医疗、医保、医药联动改革相互衔接的公立医院运行新机制。

**5. 规范医共体综合绩效考核**

县医改办印发《濉溪县紧密型县域医共体综合绩效考核实施方案》,细化考核方式、考核得分、结余分配、超支分担、结果通报等具体操作步骤,落实"两包三单六贯通"建设路径,促进县乡村一体化管理,加快优质医疗资源下沉。

**6. 推行公立医院院长年薪制**

县卫健委联合财政、人社部门出台《濉溪县公立医院院长年薪制实施方案》，提出通过建立科学规范的院长年薪制度，形成有效的激励约束机制，强化院长代表政府对医院的管理责任，充分调动院长的积极性，提高医院运行效率，并从年薪结构、年薪水平、年薪经费来源及考核结果运用等6个方面做出具体规定。

**7. 建立编制周转池**

在县域范围内建立县级医院、乡镇卫生院编制周转池，盘活存量资源。在编制总量范围内，牵头医院提出动态调整体内卫生院编制数方案，由县卫生健康委报机构编制部门备案后执行，将专业技术人员逐步向重点医疗服务区集中。2018年启动"县招乡用"工作试点，公开招聘基层医疗卫生专业技术人员58名；2020年公开招聘了54名基层医疗卫生专业技术人员。2019年，先期25名订单定向免费本科毕业生陆续毕业，利用编制周转池的编制将这些毕业生重点充实到6个医疗服务区。

**8. 构建急诊急救体系**

根据分级规划、择优设置、辐射带动的原则，按区域地理位置，启动基层12个急救站点建设，2家医共体牵头医院采购的19辆急救车已经投入使用，对辖区居民急救转诊全部实行免费服务，打造15分钟优质医疗服务圈。

**9. 补齐医疗卫生短板**

利用政府专项债券提升服务医疗能力。目前已经批准的建设项目如下：濉溪县医院补短板能力提升项目总投资3.15亿元，濉溪县中医医院补短板能力提升项目总投资9 360万元；濉溪县南部次中心新城医院总投资7.1亿元；双堆集新城医院总投资2.21亿元；河西新城医院总投资13 980万元；濉溪县妇幼保健院综合大楼项目总投资4.1亿元；筹资3.75亿元实施基层医疗机构能力提升工程，对2家医共体内的基层医疗机构在基础设施、基本设备和信息化建设3个方面进行建设。

**10. 构建有效运行机制**

建立"公益一类保障与公益二类激励相结合"的运行新机制，制定

《濉溪县乡镇卫生院绩效考核办法（试行）》《乡镇卫生院内部绩效考核分配指导方案》，统一医共体内的卫生院运行考核机制，以公益性质和运行效能为核心，优绩优酬，调动医务人员的积极性。

11. 开展乡镇卫生院"大额"普通门诊

濉溪县于2017年10月1日在镇卫生院试运行"大额"普通门诊，首批确定了6类病种；2018年新增了10类病种；2019年淮北市医保局在全市推广此项工作。通过执行大额门诊政策，濉溪县大幅减少了挂床住院的情况，同时也让群众能够就近就医，进一步减轻了参保群众普通门诊的就医负担。医保系统统计数据显示，濉溪县乡镇卫生院就诊率逐年提升，2016年乡镇卫生院诊疗人次为61万，2017年为72万，2018年为88万，2019年为104.4万，2020年为106.9万。

12. 探索门诊慢性病按人头付费

2021年濉溪县开始试点门诊慢性病按人头付费，实行城乡居民常见慢性病医保支付费用由乡镇卫生院按人头包干使用，结余留用，合理超支分担，结余资金按照村、镇、县3∶5∶2的份额分配。

（四）各方评价

2019年9月25日，安徽省紧密型县域医共体暨智医助理建设推进现场会在濉溪县顺利召开。安徽省领导出席会议并讲话，对濉溪县紧密型县域医共体建设予以充分肯定。

2020年8月，国家卫健委对濉溪县紧密型医共体建设试点工作进行调研，对基层医疗卫生工作给予高度的评价。濉溪县紧密型医共体建设项目被选为全国8个典型案例之一，该项目代表受邀在全国紧密型医共体建设推进会上做经验分享。

2021年5月19日，安徽省接受国务院医改领导小组秘书处对综合医改试点省份阶段性总结评估现场评估，对濉溪县紧密型县域医共体建设给予高度肯定。

2021年8月16日，濉溪县被国家卫健委列为全国8个基层卫生健康综合试验区之一。

2021年8月31日，《人民日报》14版推出专题报道《县里就医　省钱省时——安徽濉溪县推进医共体建设，方便群众看病》。

2017年以来，濉溪县医共体建设先后被新华社智库、人民网、新华网、学习强国、安徽省新闻联播、《安徽日报》、《工商导报》、《安徽科技报》、安徽经济新闻网等各级各类媒体报道；国家卫健委、省参事室、省卫生健康委到濉溪县调研并宣传报道其医共体建设成效；省内外40多个市县区到濉溪县学习交流医共体建设成效；濉溪县医共体建设受到社会各方的广泛赞誉。

## 四、启示与展望

### （一）经验启示

濉溪县全面贯彻落实国家和省市卫生健康政策方针，坚持以"人民为中心"，按照"县强、镇活、村稳、上下联、信息通"的要求，在县域医共体建设方面出实招，攻坚克难，推动县域医疗服务体系建设由"治病为中心"向"健康为中心"转变，形成了具有濉溪特色的医疗卫生体制改革经验。

1. 党委政府高位推进，形成工作合力是医共体建设的首要条件

濉溪县委县政府高度重视医共体建设，认真落实政府办医责任，加强党建引领，强化财力保障，充分体现以人民为中心的发展思想。同时注重顶层设计，印发《濉溪县县域医疗服务共同体试点实施方案（试点）》《濉溪县紧密型县域医共体建设实施方案》等系列文件。

2. 建立健全配套机制，激发改革活力是医共体建设的关键所在

围绕医共体利益、工作、绩效等方面建机制，建立以公益性质和运行效能为核心的绩效考核体系，完善以服务质量、数量和患者满意度为核心导向的内部分配机制；充分激发县乡村医疗卫生机构的积极性和能动性，加大综合医疗保障力度，推动县域综合医改稳步高效发展。

3. 注重数字智慧建设，信息智力赋能是医共体建设的重要保障

大力推进县域医疗信息平台建设，为基础医疗服务、协同服务的开展助力。通过建立全民健康信息平台，实现电子健康档案、电子病历的连续记录和信息共享，实现医共体内诊疗信息互联互通。依托牵头医院，建立医共体内临床检验中心、病理诊断中心、影像诊断中心、消毒供应中心等，节约成本，提高效率。通过在医共体内部建立会诊中心，连接牵头医院专家为在基层医疗机构就诊患者进行远程诊治，填补基层医技人才"空白"这块短板，提高患者就医质量和满意度。

4. 勇于探索改革创新，突破瓶颈是医共体建设的强大动力

在构建县域医共体新型服务体系中，进一步解放思想，给予县域医共体更大的改革空间，创新实施了医防融合、医师培训统筹资金、门诊慢性病按人头付费、建立综合医疗保障政策、完善绩效考核评价、建立编制周转池、构建急诊急救体系、开通乡镇卫生院"大额"普通门诊等，为县域医共体建设提供了强大动力。

（二）未来展望

一是认真贯彻落实新时代党的卫生与健康工作方针，始终坚持以人民为中心，在投入保障、管理体制、运行机制等方面进一步改革创新，进一步推动县域医疗服务体系建设由"治病为中心"向"健康为中心"转变，优化县域医疗资源布局，促进分级诊疗格局的形成，真正实现老百姓"大病不出县、小病不出乡"的改革目标，切实提升人民群众的获得感、满意度。

二是以基层卫生健康综合试验区建设为契机，以紧密型医共体建设为抓手，继续深化医防融合工作，创新医防协同工作机制，加强医防融合的体系建设，全方位构建整合型医疗服务体系，切实保障群众的身体健康和生命安全。

（报送单位：安徽省濉溪县卫生健康委员会）

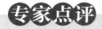

　　分级诊疗即按照疾病的轻重缓急和治疗的难易程度进行分级，不同级别的医疗卫生机构承担不同疾病的治疗，从而形成合理的就医和诊疗格局。分级诊疗作为强基层、有序高效诊疗和高质量医疗健康服务体系建设的重要抓手，其重要性被描述为"分级诊疗体系建成之时即医改成功之日"。然而，真正构建分级诊疗制度却是牵一发而动全身的巨大系统工程。其中既涉及体制机制问题，也有计划经济时期医疗服务价格过低沿革至今，系统资源扭曲错配的"倒三角"资源配置和布局未能有效扭转的问题，还有需方的理念问题和供方为了生存和发展的"上有政策、下有对策"问题。为了更高效地推动强化基层、优化配置和高效利用医疗资源，国家相关部门都在认真落实健康中国战略，尤其是把紧密型县域医共体建设作为分级诊疗体系形成的核心推手。而安徽省濉溪县紧密型县域医共体建设是相关政策落地的典型代表。

　　与大多数地方一样，随着经济社会的飞速发展，居民高质量健康生活对医疗卫生服务的需求会日益增长，而县域医疗卫生机构服务能力不足的问题更加突出，县乡村三级医疗卫生服务网存在"县不强、镇不活、村不稳"等问题，根本无法为县域居民提供连续、协同、全面的健康管理服务，致使分级诊疗政策难以落地。为此，安徽省濉溪县委、县政府根据国家、地方政府和相关部门的要求，认真分析自身境况，直面民众所遇到的医疗健康实际问题，于2015年12月，由县医院、县中医医院牵头，分别与12家和6家乡镇卫生院联合组建了2个县域医共体。

　　其核心为"12345"工作法："强化一个保障、优化两个布局、落实三项制度、健全四个机制和提升五种能力。""1"，即县委、县政府及时成立由县政府主要领导任组长的县医改领导小组、县域医共体试点工作领导小组和医共体管理委员会,突出组织领导,加强体制保障,为推动相关改革奠定了领导力和协调力的基础;"2",即优化功能和急救站点布局;"3",即落实基层首诊、双向转诊和急慢分治制度;"4",即建立和健全利益共享机制、工作推进机制、绩效考核机制和综合医疗保障机制;"5",即提升综合治理能力、信息化应用能力、医防融合能力、牵头医院服务能力和人才队伍建设能力。

具体体现在"源头抓起"和"理顺渠道"两方面。

（1）"源头抓起":① 深化医防融合,推进健康知识普及,促进妇幼和老年健康,做好心脑血管、癌症、慢性呼吸系统疾病、传染病等疾病的防治防控。② 增强源头动力,建立编制周转池,建立医师培训统筹资金池,加大对急诊急救体系的投入和保障,补齐短板,提高保障能力和水平。

（2）"理顺渠道":① 加强需方管理,施行综合医疗保障政策。累进阶梯保障,提高保障水平。② 提高供方效率,建立科学规范、有较强激励约束机制的院长年薪制度,建立更加完善的公立医院薪酬制度,统一医共体内的卫生院运行考核机制,规范医共体综合绩效考核制度等,细化考核方式、考核得分、结余分配、超支分担、结果通报等,落实"两包三单六贯通"建设路径,促进县乡村一体化管理,加快优质医疗资源下沉。③ 强化支付优化。2021年,濉溪县开始试点探索门诊慢性病按人头付费,即实行城乡居民常见慢性病医保支付费用由乡镇卫生院按人头包干使用,结余留用,合理超支分担,结余资金按照村、镇、县3∶5∶2的份额分配;开展乡镇卫生院"大额"普通门诊,首批确定了6类病种,通过大额门诊政策的执行,大幅减少了挂床住院的情况。

濉溪县的做法获得了不少的认可和荣誉。尽管如此,当今,老龄化、慢性病和疑难杂症等仍是各地面临的严峻挑战。"倒三角"的资源配置结构尚未能有效扭转。随着数字化技术的突飞猛进和医疗健康服务体系高质量发展的要求不断提升，在原有基础上，深入探索紧密型县域医共体长期发展的动力机制、资源下沉机制、资源优化配置机制和利益协调机制等，仍任重而道远。唯有更加坚毅前行，不断寻求符合医疗健康服务发展规律的分级诊疗动态优化模式，才能进一步满足广大人民群众的多层次医疗健康需求，更好地推进健康中国战略的早日实现。

**黄 丞**
上海交通大学健康长三角研究院　双聘研究员
上海交通大学安泰经济与管理学院　副教授、博导
上海交通大学中国医院发展研究院卫生经济与管理研究所　所长

赋能基层篇

# 多措并举做好健康守门人：上海健康医学院赋能长三角基层健康教育科普

## 一、背景与动因

随着《健康中国行动（2019—2030年）》《"健康上海2030"规划纲要》的实施，提高人民健康水平已成为目前我国健康事业的工作核心。如何切实普及健康生活、优化健康服务、完善健康保障、建设健康环境、发展健康产业已经成为上海市健康事业的工作重点。在推广大众健康理念的过程中，医学科普教育无疑是传播健康理念和增强民众自我健康管理能力的有效途径。上海健康医学院作为医学类高等院校，无疑是"健康中国"建设责无旁贷的主力军和第一生产力。

医学科普是将医学科学知识、防病治病方法、医学保健措施和健康理念，通过多种手段和途径传播给公众，提高全民健康意识和健康素养，倡导健康生活。世界卫生组织的研究表明，人体健康60%取决于人们日常的生活方式，因此世界卫生组织把"健康教育促进"确定为人人享有保健目标的首选策略。医生的职责不再仅仅是治病救人，更应注重疾病预防，参与医学知识的普及，提高人们的健康意识和知识水平，减少疾病的发生，减轻国家医疗负担。

随着互联网的迅猛发展，越来越多的患者更倾向于从网络获取医学科普信息。近年来，电视、广播、医院网站、微信公众号、抖音等媒体已经陆续出现一些健康科普知识，也涌现出了一些好作品和专业人才。然而，这种科普宣传规模较小且分散，受益面有待进一步扩大；同时，这些媒体发布的信息大部分只局限于部分疾病，科普知识面较为狭窄；网络上的医学科普信息良莠不齐，许多患者又缺乏辨别能力，容易受到不良信息的诱导而贻误病情，甚至给临床正规治疗带来阻力，诱发医患矛盾。因此，如何全面正确地对公众进行健康科普教育就显得极为重要。

上海健康医学院作为我国第一所以"健康"命名的医学院，自成立以来，全校师生用坚实的行动践行着健康守门人的角色。学校建有医学实践教学中心、医学互动学习中心、医学教育博物馆、医学艺术中心等科普设施。学校立足校内健康科普场馆群，接待各年龄段市民参观访问；依托健康科普团队和科普志愿者服务队，做好科普宣传工作；借助医学科普类专栏，开展线上医学科普教育输出，为全市健康科普工作做出应有的贡献。

## 二、举措与机制

### （一）建场馆，有力开展场馆化科普教学

学校实践教学中心建有互动实践中心、基础医学互动学习与实训中心、医学教育博物馆、医学艺术中心等科普设施，通过人文和医学双螺旋，丰富了健康科普知识的传播手段，降低了医学科学前沿知识传播的门槛，让以大众健康为目的的医学科学真正为人民大众所掌握。依托众多科普设施形成健康科普场馆群，进而发挥集群优势，通过减轻医疗机构的知识传播压力体现社会价值。

### （二）多技术，有效拓展医学科普手段

中心科普展馆群以医学发展的实物和医学艺术品为重要载体，以互联网、多媒体等数字技术结合科普教学软件为重要的技术手段，实现从人文到医学、从微观到大体、从形态到功能的贯通。通过现场欣赏、参观教育、仿真体验，标本观察、虚拟操作、3D多视角解剖软件及虚拟仿真解剖设备，实现虚拟与真实的结合，艺术与现实的结合，历史与事实的结合，提供全方位的沉浸式、体验式健康科普。

### （三）依平台，有序推进科普内容物建设

实践教学中心科普教育工作具有以传播健康知识为主的系统性和

专业性。在医学油画展、医学教育博物馆等场馆，可以通过人文与医学结合，讲好健康人文故事，实现健康文化和健康知识的有效传播。在基础医学互动学习与实训中心，通过运用现代化信息技术，充分利用虚拟实验开放、互动、共享的优势，促进健康知识科普与评价的统一。通过数字模拟人，让参访者了解人体奥秘和内部生理结构，并通过健康评价平台记录大众科普的内容和时长，利用平台出题、阅题、评价和对答题进行大数据分析统计的功能，使得每位参与者可以对科普所得的健康知识进行检验。在实践教学中心，在高仿状态下不断进行场景切换，不论是心肺复苏和AED（自动体外除颤仪）使用，还是标准化的灾难生命支持，每位参与者都能体验从院前到院内的完整急救流程（灾难4D场景隧道、检伤分类、现场急救、紧急转运、急诊手术、重症监护）。在模拟医学的实践教学过程中，上海健康医学院实践教学中心以沪上覆盖人群最广、最具特色的医学科普体验中心为自身的建设目标。

通过专业对接社区、学生志愿服务、科普平台建设，学校建立了立体化的科普教育平台，为上海市健康教育事业赋能：着力塑造"预防—保健—诊断—治疗—康复—健康管理—应急防控"多位一体的科普知识与能力结构体系，构建"学校—医院—社区"联盟模式的社区健康促进科普教育架构。学校已签约结对百余个教学科普基地，真正走到科普一线；实行"医+X"志愿科普服务培育模块，已建有科普服务基地80余个，注册志愿者近5 000名，"健康小橘子"已成为上海市科普志愿者的响亮名片；通过建立医学院与附属医院联动机制，加强医教研三方联动，稳步推进科普教育协同创新发展。学校创新开设了"中国系列"之"人民健康"课程体系，推动健康教育与科普工作同频共振、深度整合；厚植医学科普"仁爱心"文化，不断搭建无纸化图书馆、医学长廊、现代医学教育博物馆、医学人文名画主题馆、抗战中的白衣天使文博馆等富有特色的育人平台。

## 三、创新与成效

### （一）社会效益和贡献

大众对健康知识的渴求以及医学生对医学发展历史、医学人文素养的渴求均比较强烈。学校充分发挥基础医学互动学习与实训中心、医学油画展、医学教育博物馆和实践教学中心等科普设施集群优势，将医学人文、医学发展历史、医学高仿真场景、真实的人体结构和现代化信息技术相结合，促进健康知识科普与评价的统一。

立足校内健康科普场馆群，学校每年接待长三角地区各年龄段和不同工作背景的市民前来参观访问；与上海市杨浦区、浦东新区、闵行区等中小学校结对，承接校本教育生命健康部分理论和实践类健康科普。依托国家应急部，学校成为国家应急教育培训基地，开展多批次共计1 000余人次的应急医学教育科普培训。

依托健康科普团队和科普志愿者服务队，做好科普宣传工作；依托上海科技馆、上海自然博物馆、上海各级医疗机构等科普志愿服务基地，年派驻1 000名医疗人员和学生志愿者开展人均12小时的志愿服务，形成了较好的社会效益。

学校课程平台医学通识类教育专设医学科普类专栏，开展线上医学科普教育，截至2022年年底，点击量已破百万。

近年来，一项又一项"中国第一"和"国内首创"在上海健康医学院诞生，也为学校开展各项科普教育做好了铺垫：全国第一所以"健康"命名的医学本科院校；全国率先成立应急医学救援技术研究院，启动应急医学救援人才培养，旨在解决超大城市应急救援的人才瓶颈问题；国内首创集教学、实践、考核、体验互动、科普为一体的互动学习与实训中心；全国仅有的、以城市居民健康感受度为评判标准，并且连续跟踪研究、公开出版的研究报告《中国城市健康生活报告》；全国首部公开出版的省域机构养老研究蓝皮书《上海市养老机构发展现状报告》；全国首部公开出版的健康保险研究蓝皮书《中国健康保险发展报告》；开设上海市首个健康服务与管理本科专业；国内首家"美国灾难生命救护基金"培训基地；第45届世界技能大赛健康与社会照护项目中国集训主基地。

**（二）成果的实施应用和普及情况**

生于上海、长于上海的这座医学院，首要任务就是为实现"健康上海"的目标，为上海的城市功能定位服务。继护理学、康复治疗技术、生物医学工程等首批本科专业后，学校相继开设的11个本科专业，开创了国内健康教育领域的多个"第一"，并拥有两大共同特点：第一，都是全国人才最紧缺的专业，学生"毕业即就业"，十分抢手；第二，都是"贴着"上海的发展而设立专业，"全生命周期医学科普教育"标签十分明显。

1. 厚植专业，科普教育服务健康中国

随着"健康中国"战略的深入实施，健康理念不断更新，全科医学、健康护理与老龄护理、康复保健人才正日渐紧缺，再加上新型医疗设备层出不穷，专业医技人员以及护理人员的需求量巨大。正是在这样的社会需求及高等教育综合改革和医疗卫生综合改革的大背景下，上海健康医学院应运而生。学校采用错位发展战略，聚焦大健康，着眼于培养高水平应用型人才，不仅为开展接地气的健康服务和宣传教育，而且为"健康中国"发展提供人才储备。学校医学科普教育的模式受到国内外医学高校的广泛好评，其培养形式在中国教育学会、中国模拟医学大会等重要会议中得到推广，还得到欧洲模拟医学会和相关学会的评估认定。

2. 厚入基层，科普教育服务百姓需求

自2015年建校以来，学校紧紧围绕"健康"设立专业、布局学科，培养健康人才，成立健康智库，研究健康问题，为政府咨政决策提供服务；连续三年举办中国城市健康生活论坛，发布《中国城市健康生活报告》，为提升我国城市居民的健康生活质量，作出应有的贡献。每年，学校以基础医学互动学习与实训中心、医学油画展、医学教育博物馆和实践教学中心等科普集群设施约接待国内外前来学习、交流的团队400余批次，共计10 000余人次。学校在科普理念、教学方法、硬件设备和志愿者社会服务等方面的表现成为学校最有特色的宣传窗口，也成为师生志愿者展示风采的舞台。

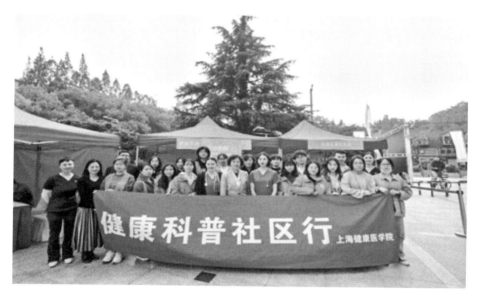

图1　上海健康医学院开展健康科普社区行活动

## 四、启示与展望

### （一）存在的不足

#### 1. 缺乏科普人才

目前的科普工作较为依赖学校的专业教师和附属医院的一线医生，但是这些专业人员缺乏时间和精力进行科普工作。一线教师和临床医生平日的工作量非常大，另外还要花大量的时间和精力做课题、写论文，分配给科普教育的时间较为紧张。

2. 缺乏激励机制

参与科普工作需要投入一定的时间和精力，但是科普工作对于专业人员的收入增长没有太大帮助，仅仅凭借个体的社会责任感和荣誉感，无法有效地激励大家长期参与此项工作。

（二）解决方法

针对科普工作存在的困难，学校成立了专门的科普委员会，从各个专业遴选了热心科普工作的教师和学生，聘请附属医院的一线医生参与其中，带动科普活动的开展，并且积极开展各种交流会议、科普讲座等活动，进一步培养一线科普人才，特别是年轻教师和学生对健康科普工作的积极性；学校也努力培养年轻教师成为委员，一方面储备青年人才，另一方面借助科普委员会为其职称晋升、评优评奖提供学术平台。

（报送单位：上海健康医学院）

## 专家点评

世界卫生组织的研究表明：在影响人体寿命与健康的因素中，基因遗传只占15%，社会因素占10%，医疗条件占8%，气候因素占7%，个体的生活方式占到了60%。国际上"以人为本的一体化服务模式"（people centered integrated care, PCIC），强调让病患、家属和所在社区共同参与，将包括健康促进、疾病预防、治疗和临终关怀等在内的各种医疗卫生管理和服务提供整合在一起，根据健康服务情况，协调各类医疗机构为患者提供连续的健康服务。从"一切为了人民健康"的卫生工作宗旨，医疗卫生工作要面向大多数人，为大多数人服务，到新时期卫生与健康工作"以基层为重点，以改革创新为动力，预防为主，中西医并重，将健康融入所有政策，人民共建共享"的方针，都凸显出预防为主、主动健康和"健康教育促进"的重要意义。医学科普教育作为有效的"抓手"势在必行。

上海健康医学院作为我国第一所以"健康"命名的医学院，从诞生之日起就以践行"健康守门人"为己任，是"健康中国"建设责无旁贷的主力军和勇毅担当者。该校建有医学实践教学中心、医学互动学习中心、医学教育博物馆、医学艺术中心等科普设施，以医学发展的实物和医学艺术品为重要载体，将互联网、多媒体等数字技术与科普教学软件结合，立足校内健康科普场馆群，接待各年龄段市民参观访问；依托健康科普团队和科普志愿者服务队，做好科普宣传工作；借助医学科普类专栏，开展线上医学科普教育输出。

推动建场馆，有力开展场馆化科普教学；集成多技术，有效拓展医学科普手段；善用新平台，有序推进科普内容物建设。在此基础上，运用现代信息技术，打造虚拟实验开放、互动的共享共创优势，促进健康知识科普与评价的统一；通过数字模拟人，让参访者更易于了解和有兴趣深入探索人体奥秘及内部生理结构；为健康评价平台记录大众科普内容、时长、评价等大数据分析奠定了坚实的基础，也为更进一步优化服务模式和提升服务质量提供了条件和可能；实践教学中心以成为沪上覆盖人群最广、最具特色的医学科普体验中心为自身的建设目标，利用高仿状态下的场景切换，如心肺复苏和AED使用、标准化的灾难生命支持、院前到院内的完整急救流程、灾难4D场景隧道、检伤分类、现场急救、紧急转运、急诊手术、重症监护、"过五关斩六将"等进行分类和集成探索；学校通过专业对接社区、学生志愿服务、科普平台建设，已建立立体化的科普教育平台，赋能健康教育事业；构建"学校—医院—社区"联盟模式的社区健康促进科普教育架构，塑造"预防—保健—诊断—治疗—康复—健康管理—应急防控"多位一体的科普知识与能力结构体系；签约百余个教学科普基地，走到科普一线，建立"医+X"志愿科普服务培育模块，已建科普服务基地80余个，注册志愿者近5 000名，"健康小橘子"已成科普志愿者的响亮名片；建立与附属医院的联动机制，加强医、教、研三方联动，稳步推进科普教育协同创新发展。如健康教育与科普工作同频共振和深度整合等，实现全方位沉浸式和体验式的健康科普。

上海健康医学院多年来在健康教育科普方面取得了长足的进展，获得了良好的社会效益和品牌声誉。一项又一项的"中国第一"和"国内首创"表明该学校在科普健康教育方面的"排头兵"作用已经显现，且为学校进一步开展各项科普教育奠定了坚实的基础和源源不断的人才储备。伴随健康中国战略的深入推进，群众健康理念的不断提升，老龄化程度的加深，疾病谱的改变，预防医学、全科医学、健康管理、护理、康复等领域的需求会更进一步爆发，各类专门人才缺口巨大，提升民众健康素养愈发重要，健康科普教育的天地会越来越广阔。上海健康医学院作为健康管理领域的"排头兵"，期望其继续勇挑重担，开拓创新，百尺竿头更进一步，为实现契合健康中国战略的数字化多元集成创新的科普模式再立新功！

**黄　丞**

上海交通大学健康长三角研究院　双聘研究员

上海交通大学安泰经济与管理学院　副教授、博导

上海交通大学中国医院发展研究院卫生经济与管理研究所　所长

# 家庭药师进家庭：常熟市第五人民医院创新健康管理服务模式推动医疗服务质量提升

## 一、背景与动因

家庭药师（family pharmacist）是指通过与患者签约，建立契约式服务关系，为居家药物治疗患者提供个体化、全程、连续的药学服务和普及健康知识的药师。2004年，美国的11个国家级协会率先提出药物治疗管理（medication therapy management，MTM），并成为家庭药师的服务重点。2006年，世界卫生组织和国际药学联合会进一步强调药师对患者的直接照顾，居家MTM随之在全球范围内开展。2017年，广东省佛山市南海区率先实施了家庭药师制度。2018年，国家卫生健康委员会下发了《关于做好2018年家庭医生签约服务工作的通知》，提出签约服务采取团队服务形式，鼓励药师、健康管理师、心理咨询师等加入团队。同年，由中国健康促进基金会、中国药师协会发起并达成了《家庭药师服务标准与路径专家共识》，成为符合我国国情的标准化、流程化、可操作的家庭药师工作指南。

常熟市人民政府办公室于2016年10月下发了《关于推进家庭医生服务的实施意见》（常政办发〔2016〕168号），明确工作目标为通过推行家庭医生签约服务，促进基层社区医生与城乡居民之间形成稳定的契约服务关系，建立综合、连续、全程的健康管理服务，推动医疗服务模式的转变。

常熟市第五人民医院是一所拥有7个社区卫生服务站和诊所的综合性二级医院，承担着社区卫生服务站和诊所业务及人才的管理。2019年3月，医院药师们也尝试加入家庭医生团队，为签约居民提供药学服务,在常熟市率先开展家庭药师服务的探索与实践。药师们通过深入社区、走进家庭,指导签约居民正确用药、合理用药的形式,在提高慢病患者的用药依从性,切实增强患者用药安全,提高药物治疗效果,降低患者的治疗费用,降低医保基金的支出等方面发挥了重要作用。

## 二、举措与机制

1. 服务对象

选取虞山街道辖区内200名居民为首批服务对象,纳入标准:① 已与社区卫生服务站"全科＋专科"家庭医生签约的居民,自愿纳入家庭药师管理的居民;② 年龄为60周岁及以上者;③ 慢病种类主诊断为高血压、糖尿病;④ 长期服用多种药物。

2. 服务方法

(1)组建团队。选派具有执业药师资格、常年在医院从事药学服务的药师,参加苏州行政主管部门的培训,并经统一考试合格后方可担任家庭药师;其中副主任药师1名,主管药师3名。

(2)服务模式。每月第二周周四下午进社区,在家庭药师工作室为社区居民测血糖、量血压,提供合理用药相关咨询服务。每月一次进社区开展健康宣教活动,利用业余时间走访重点服务对象,电话随访普通服务对象。

3. 服务内容

依据《家庭药师服务标准与路径专家共识》,因地制宜、先易后难地开展工作。

(1)科普宣教。提高签约居民对药师的认知和信任度。深入社区进行家庭药师相关知识、服务内容、服务意义等的宣教,同时采用一对一访谈进行问卷调查。了解慢病患者对家庭药师参与家庭医生团队的需求性及家庭药师服务能够开展的深度和广度;为有意向的慢病居民建立用药档案。

（2）家庭小药箱管理。对签约居民的家庭小药箱内药物的外观、有效期进行查验，指导其如何识别药品的有效期、如何正确存放药品等，并对过期药品进行回收，分类清点，按药品管理法统一销毁；确保药品质量，保证患者的治疗效果，减少药品不良反应和不必要的浪费。

（3）每月定期一次进社区，为社区居民测血糖、量血压，提供合理用药相关药学咨询服务，收集患者的疾病及用药信息，建立用药档案。

（4）药物治疗管理。根据患者用药方案的复杂情况，药师首先确定是普通患者还是用药复杂患者。对于用药复杂患者，药师提供每月一次入户走访，为其提供咨询服务、用药教育，从而提高其用药的依从性，预防和减少患者用药错误，培训患者自我用药管理能力。

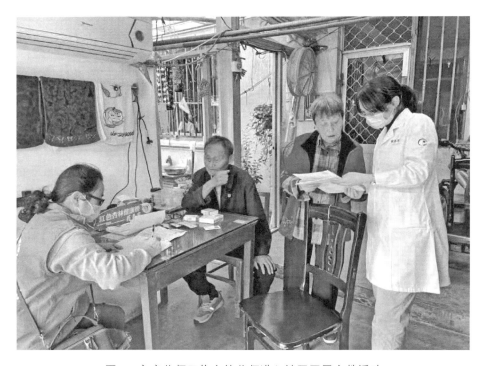

图1　家庭药师工作室的药师进入社区开展宣教活动

### 三、创新与成效

#### （一）居民药品保管情况

自2019年3月以来，家庭药师团队共走访签约家庭229户，查看家庭药箱229只，主要存在内服与外用药物、固体与液体药物混放，常温保存药物与冷处或避光药物混放等；发现过期药品18大类181个品规，共计268.4盒/瓶，折合人民币1万多元（因有42%的过期药物常熟地区无供应，故无法计算这部分药品价格）。

#### （二）药品使用情况

走访家庭中，因多为高龄老人，一身多病、多药共治的情况比较普遍，一个人每天同时服用药品最多达13种。用药过程中的常见问题如下：① 因健忘而漏服；② 服用方式不正确，如躺在床上服阿仑膦酸钠，气雾剂胶囊被口服等；③ 服药时间不正确；④ 服用过期药品；⑤ 使用虽在有效期内但已开封数月的滴眼液等。

相关的问卷调查结果反映出居民对药学服务的集中需求，这为常熟地区家庭药师今后的服务提供了相对客观的依据。希望得到"药学咨询与用药指导""家庭药箱管理""科普宣教"的居民分别占77.30%、54.37%、51.54%；40～50岁的中年受访者表示，虽然他们目前很少生病，但将来肯定需要家庭药师提供合理用药咨询和指导服务。这也更坚定了家庭药师团队做好居家慢病患者的药学服务的信心。

据国家统计局2020年12月17日发布的数据，截至2020年年底，我国60周岁及以上老人达25 388万人，占总人口的18.1%。常熟和其他城市一样，随着经济的高速发展和社会的进步，特别是家庭小型化、农村城市化进程的加速，独居老人、高龄老人日趋增多，传统的医疗服务模式逐渐不能满足庞大的老年人群的健康需求，而且这些人群往往身患多病，多药连用、多服或漏服或卧服、不按时服药等成为常态。这些也给家庭药师提供了一个发挥专业技能的平台。

**（三）典型案例**

1. 案例 1

97 岁女性，因高血压、冠状动脉粥样硬化、骨质疏松等正在服用 9 种药物。在家访时，患者诉说胃部总不舒服，诊断为慢性胃炎。经与本人及陪护阿姨交谈，发现患者长期卧床，服药时总躺着。其中每周一粒的阿仑膦酸钠片也不例外地躺着服用。阿仑膦酸钠和其他二磷酸盐一样，可能对上消化道黏膜产生局部刺激。家庭药师告知患者及陪护：本品每次服用 70 mg，一周 1 次，应在每周固定的某一天于早餐前 30 分钟用 1 杯白开水送服，不能咀嚼或吮吸药片；服药半小时内避免进食、喝饮料及服用其他药物，同时服药时站立或坐直，不要躺卧，尽快让药物进入胃肠道，降低对食道的刺激；不要在就寝时或清晨起床前服用。如出现吞咽困难、胸骨后疼痛、胃灼热或加重等不适症状，应立即停药就医，避免类似不良事件的再发生。

2. 案例 2

2020 年下半年，家庭药师在随访居家老人时发现一位 90 周岁高血压老人，双下肢水肿，尤以踝关节更明显。在查看其用药情况后，家庭药师认为这很可能是由尼群地平引起的。在充分沟通后，家庭医生采纳了家庭药师将尼群地平换为吲达帕胺的建议，20 多天后，老人水肿明显消退。

家庭药师的存在促成了医药特长的互补。临床医生依据所学的医学专业知识，结合患者的症状和病史进行疾病诊断和治疗，但对药物的相关知识掌握不多，尤其当多种药物联合使用时，对药物间产生的药动学和药效学（PK/PD）的相互作用了解较少。而药师则会从药学专业角度去评估药物的药理毒理、不同剂型、PK/PD 相互作用、不良反应及禁忌证等对患者的影响，进而提出合理使用的建议，降低用药的不良反应风险，保障患者的用药安全。

根据《关于做好 2018 年家庭医生签约服务工作的通知》和常熟市

政府的其他文件,结合医院实际,常熟市第五人民医院全面推进了家庭医生签约服务,截至2020年年底,共有107 591名社区居民与医院家庭医生签约基础服务包,这为家庭药师的加入奠定了良好的基础。另外,医院领导十分支持药师参与家庭医生签约服务团队,给予了政策和经费上的支持,这为家庭药学服务的开展提供了强有力的保障,使药师走出医院、走进社区、走进家庭成为可能。

## 四、启示与展望

家庭用药安全关系千家万户。江苏省常熟市第五人民医院率先开展家庭药师加入家庭医生团队为签约居民提供药学服务的探索与实践,具有非常重要的现实意义和推广价值。

首先,家庭用药安全是普遍性的问题。药品储存、服用时间、服用方式、是否服用正确的药品等都会对药品安全产生影响。但是,多数家庭的成员欠缺药品常识,特别是高龄老人,一身多病、多药共治的情况比较普遍,更可能出现各种安全用药问题。

其次,发挥药师专业性价值。药事服务具有高度专业性。然而,在以往家庭医生签约服务中,大多并不重视发挥药师的作用,医生替代药师的现象非常普遍,由此可能造成用药安全问题。医院对药师进行统一培训、统一考试,选派考试合格的药师加入家庭医生签约团队,充分发挥药师的专业价值,与医生实现互补,为家庭用药安全提供有针对性的指导,极大地提高了家庭用药的安全性。

最后,组织方式切实可行。家庭医生团队因地制宜、先易后难地开展工作,通过科普宣教、家庭小药箱管理、建立用药档案并开展药物治疗管理等方式,在获得患者信任的基础上,根据患者用药方案的复杂情况有针对性地提供药事服务。

（报送单位：江苏省常熟市第五人民医院）

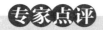

　　常熟市第五人民医院在家庭药师服务模式上的实践与探索具有非常重要的示范意义。药师加入家庭医生团队后，通过深入社区、走进家庭，指导签约居民正确用药、合理用药，有利于提高患者用药的依从性，切实增强患者用药的安全性，提高药物治疗效果，降低患者的治疗费用，并节约医保基金费用。我们也要认识到在此案例中，药师进入家庭的政策之所以能成功，是因为医院领导的重视并给予了政策和经费支持。因此，未来如果药师进入家庭要普遍推广，还需要各地政府部门不断完善相关政策，并给予相应的支持才能使该模式有可持续发展的可能。

**龚秀全**

上海交通大学健康长三角研究院　双聘研究员

华东理工大学社会与公共管理学院　教授

中国劳动经济学会保险福利分会　常务理事

中国医促会健康保障分会　理事

上海劳动社会保障学会　理事

上海劳动社会保障学会社会保障专业委员会　常务副主任

# "智慧流动医院"巡回诊疗：丽水市打造浙西南山区医疗服务"共同富裕"创新模式

## 一、背景与动因

### （一）丽水市概况

丽水市长期以来受"九山半水半分田"的自然禀赋的影响，许多地方交通不便，加上留守农村以老弱病残幼为主，基层网底不全、基本医疗卫生服务可及性不高，山区群众看病就医负担重。根据第七次全国人口普查数据，丽水市常住人口中，居住在乡村的人口为957 214人，占比为38.18%。与2010年第六次全国人口普查结果相比，乡村人口减少了135 092人。但在全市1 889个行政村中，仍有758个行政村未设医疗机构，属于医疗空白村。2021年，民生实事建设新增90个村卫生室补充基层网点。对于仍存在的医疗空白村，丽水市从2018年9月通过"流动医院"巡回诊疗车，下派县级医院或乡镇卫生院的医生到空白村开展医疗服务，满足山区群众的看病需求。截至2022年年底，丽水市已经有46辆巡回诊疗车。

### （二）政策背景

2021年，丽水市响应国家乡村振兴战略，紧跟"浙里健康"跑道，推进"病有所依"重点领域数字化改革，推行"健康大脑＋智慧医疗"，迭代升级"互联网＋医疗健康"新服务，运用数字化思维、数字化认知、数字化技术、数字化手段对原有"流动医院"巡回诊疗模式进行升级迭代，建立"智慧流动医院"场景应用，推动基本公共服务均等化，持续缩小城乡区域公共服务供给差距，实现医疗卫生领域"共同富裕"的目标，构建起"15家医共体牵头医院＋片区医疗中心＋智慧流动医院＋综合应急联动急救"的医疗服务丽水模式。该应用场景以浙江省委办公厅、省政府办公厅联合阿里巴巴集团合力打造的数字化协同管理平台"浙里办"服务端和"浙政钉"治理端为数字社会入口，场景落地758个未设医疗机构的行政村。46辆巡回诊疗车，15个医共体和5个城市医联体，173个乡镇卫生院/社区服务中心，每年使山区50万人次受益。

## 二、举措与机制

### （一）打造智慧车载系统，实现数据互通

一是打通车内医疗系统的数据共享。依托市人口信息化平台归集数据，实现诊疗车内与乡镇卫生院诊疗系统、二级以上医院与基层医疗卫生机构的数据互通，县域内影像会诊和结果共享，搭建医疗资源共享的"桥梁"。医生可在诊疗车内调取一体化健康档案，查看就医患者相关就诊记录和疾病史，掌握患者病情，并根据病情需要开展远程在线诊疗服务。

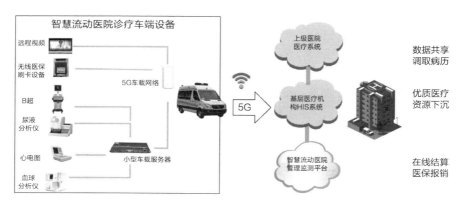

图1 巡回诊疗智慧车载医疗系统

二是逐步实现"县—乡—村"优势医疗资源互通。部分地区诊疗车内搭载多学科远程会诊设备，可实现联合县域医共体或城市医联体的专家医师开展会诊服务。

三是实现车内医保结算。通过打通医保系统，安装移动结算系统，在巡回诊疗车内可以实现医保刷卡结算。

（二）建立政府监测平台，重塑管理机制

一是对硬件设备进行升级。为巡回诊疗车安装GPS定位系统、车内高清摄像头、5G车载网络、安全警报等设备，实现对车辆行驶轨迹、实时音视频的监控。在突发事件发生时，通过监控实时了解现场情况，辅助有关部门快速精准地进行决策。

二是建立数字监测平台。通过智慧车载系统可将诊疗服务数据和诊疗车辆运行数据实时归集上传到"智慧流动医院"管理监测平台。政府、卫生行政部门可进入"浙政钉—数字政府—民生保障—智慧流动医院"栏目，在线查阅出车数量、点位、实时轨迹、出车医生信息等情况，查看巡回诊疗车内的监控视频，掌握车内诊疗和运行的动态情况，也可通过调取回放视频，追溯诊疗车的运行情况。

三是重塑管理机制。实现从原先无实时监管，仅靠定期填写服务报表的被动管理模式，到"智慧流动医院"平台动态监控的主动管理模式的突破和改革。

（三）开通群众服务端口，再造服务流程

一是建立浙里办App服务端口，方便群众查阅信息。患者则可以通过浙里办App上的"智慧流动医院"服务端口，查看"智慧流动医院"巡回诊疗车出车时间、出诊医生、检查检验结果、处方用药记录等信息，还可以进行需求登记和服务评价。

二是通过数字化改革，再造服务流程。从原先单一的诊疗车到村就诊"流动医院"，到现在的"需求—服务（数据共享）—评价"为整体闭环一站式服务的"智慧流动医院"，实现了服务模式的优化和服务流程的再造。

（四）搭建专题数据系统，开展数据分析

一是"V"字模型拆解，确定核心指标。通过浙江省数字化改革"V"字模型实现下行任务分解和上行综合集成，明确基本医疗服务、基本药品供给、医保实时结算、家庭医生服务4项一级核心业务，并确定诊疗服务人次数、诊疗均次费用、诊断病种人次数等13项指标。

二是集成浙政钉数字专题系统。建立一套"智慧流动医院"的专题数据库，包含车辆基础信息、医务人员信息、巡回医疗服务数据、公共卫生服务数据、高清音视频传输平台、GPS位置信息、电子地图系统，实现服务数据的整体归集。

三是建立可视化数据驾驶舱展示大屏。在丽水市花园云（城市大脑）上搭建集巡回诊疗车内资源、实时出车情况、智慧流动医院全市地图、偏远山村覆盖率、诊疗病种分析、医生服务情况、诊疗费用、公共卫生服务情况等功能于一体的"智慧流动医院"数据可视化展示大屏。通过对诊疗量、病种、费用、覆盖率等进行分析和研判，实现合理调配医疗资源，逐步实现优质医疗资源下沉到村，推进基本公共卫生服务均等化，最终实现山区百姓在医疗卫生健康领域的"共同富裕"。

## 三、创新与成效

"智慧流动医院"属于地方社会层面的重大需求。

一是通过三张清单进行需求解析，破解山区群众就医难题是根本需求，提升巡回诊疗服务的效率是延伸需求，要在供给侧着力解决医疗资源不均、基层网点不全的问题。

二是通过重构服务体系、重建运行机制、重塑服务模式，构建"智慧流动医院"数字化服务体系，打造"医共体牵头医院+片区医疗中心+智慧流动医院+综合应急联动急救"的医疗服务丽水模式山区急救体系。

三是通过对"智慧流动医院"的多场景进行逐步拆解，构建了群众服务一机通、车内服务一站式、实时监管一张图、应急救护一张网、系统集成一平台、数据展示一大屏6个小切口子场景，并开展多部门业务协同。

"智慧流动医院"自推行以来，基层就诊率连续3年大幅上升，2020年达到52.01%，3年累计增长12.16%，累计巡诊24 887个村次，累计服

务 100.6 万人次,累计派出医务人员 28 722 人次,累计节约费用约 560
万元,监管行驶里程 88.86 万公里。该项目 3 次获得省部级批示,流动医
院打通看病就医"最后一公里"的成效显著。《人民日报》《健康报》《浙
江日报》等媒体也对"智慧流动医院"项目进行了宣传报道。该项目被
提名为 2019 年度浙江省"十大有影响力事件",并被评为全市公共管理
创新十佳案例之一。

## 四、启示与展望

丽水市紧紧围绕群众在卫生健康服务领域的所需所急所盼,围绕
重大改革三张清单,统筹运用数字化思维、数字化认知、数字化技术,构
建集精密智控、精准施策、精细服务于一体的"智慧流动医院"工作新
机制,让城市和乡村的医疗健康服务变得更智能、更贴心。

不同地区常见及多发病存在一定差异,需要在收集一定数量和维
度的诊疗服务数据后,才能开始科学地分析、研判,并根据分析结果研
究和制定符合地方特色的巡回诊疗方案。丽水市通过一段时间的运
行,建立了符合当地实际情况的"智慧流动医院"数据分析模型,根据
不同地区的数据模型,制定相应的巡回诊疗实施方案和考核办法,逐步
完善巡回诊疗模式。

"智慧流动医院"是丽水市重点打造的数字化场景应用,各项应用
端的功能已经全面上线,是实现医疗卫生领域"共同富裕"的山区样
板,可在全国的中西部地区或山区地貌的地市推广。那些城乡距离较
远且交通不便的地区,存在医疗网点分布不均衡或基层医疗力量不足
的问题,有开展巡回诊疗服务的需求。建议优先选取有信息化基础的
地区试点推广,等逐步运行成熟,有一定的地方经验和运行基础后,可
在邻近地区范围内推广。

（报送单位：浙江省丽水市卫生健康委员会）

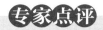

　　浙江省是我国经济较为发达的地区，丽水市虽地处浙江，但由于地理情况特殊，仍然存在758个未设医疗机构的行政村，而生活在这里的村民大部分是老年人、妇女和儿童，这些弱势人群恰恰是对基本的医疗卫生服务需求最为强烈的人群。由于卫生资源的有限性，在这些地区设置固定的医疗机构可能会带来医疗资源低效率利用，并导致医疗资源的浪费，而移动的巡回诊疗车是在这种特定环境下解决未满足的医疗需求的最佳方式。46辆巡回诊疗车，15个医共体和5个城市医联体，173个乡镇卫生院/社区服务中心，每年让758个未设医疗机构的行政村的近50万人次享受到全市均等的医疗服务。这是基本公共卫生服务均等化的生动实践，也让人民群众体会到了医疗服务的公平性。

　　智慧医疗作为一个被社会各方广泛讨论的新名词，其大部分的应用场景通常集中在大城市、大医院，但智慧医疗的本质是不分城市乡村、不分医院层级、不分性别和年龄的。它更利于医疗服务公益性的发挥。丽水市将智慧医疗的理念应用于乡村，非常符合当地的实际需求，利用相对较轻量级的医疗资源实现了较重量级的服务供给。丽水市以巡回医疗车为终端和核心，在数据基础方面，打通了医疗和医保两条重要通路，让乡村患者获得便利的、高质量的医疗服务，且可以通过手机App查阅巡回车的信息和自己的就医信息；在监管方面，通过5G等先进的信息系统建设，实现了政府对巡回车实时的、全程的精准监管，且增加了患者对巡回车医疗服务的评价，从侧面加强监管；在数据利用方面，丽水市主要通过数据梳理对相关数据和工作进行了展示。

　　丽水市的实践可圈可点之处很多，也有尚待完善之处。例如，对积累数据的利用,如果可以将目前远程医疗为主的工作进一步做到智慧化,也就是利用人工智能的方法,通过对已有数据的学习获得对未来医疗需求的精准预测,进而做到医疗资源的提前布局,则将更能体现出智慧医疗的优势。

**何　达**

上海交通大学健康长三角研究院　专职研究员

上海市卫生与健康发展研究中心健康科技创新发展部　主任

# 筑牢基层卫生健康治理工作底网：
## 合肥市依法建设村居公共卫生委员会
## 提升基层公共卫生服务能力

### 一、背景与动因

合肥是一座古老而年轻的城市。说古老，是因为以合肥为中心的环巢湖流域，是中华文明的重要发祥地之一，在3 000多年的建城史中，合肥有2 100多年的县治、1 400多年的府治历史；说年轻，是因为合肥在1952年才正式成为安徽省省会，是安徽省政治、经济、文化、信息、交通、金融和商贸的中心，正在聚力打造"五高地一示范"，奋力成为全面塑造创新驱动发展新优势的全国示范城市。

"十三五"期间，合肥市经济社会保持高质量发展，综合实力实现历史性跨越：生产总值连跨五个千亿台阶，财政收入连跨四个百亿台阶，人均生产总值突破10万元。2020年，合肥市经济运行保持量的合理增长和质的稳步提升，成功实现"半年负转正、全年过万亿"的奋斗目标，生产总值达10 045.72亿元，财政收入达1 432.69亿元，其中地方财政收入达762.90亿元；城镇及农村居民人均可支配收入分别为48 283元、24 282元，分别比上年增长6.3%和8.1%，增幅分居全国省会城市第1位和第4位。

2020年以来，合肥市坚持"人民至上、生命至上"理念，牢固树立大卫生、大健康理念，在扩容优质医疗资源，优化区域、城乡布局等重点领域和关键环节取得了显著的成效。"十三五"期间，合肥市一般公共预算卫生总投入达361.25亿元；2020年度投入86.61亿元，较2019年增长了14.29%。

截至2020年年末，合肥市下辖4区4县1县级市，乡镇、街道133个，社区（居委会）524个，村及农村社区（村委会）1 189个，总面积达11 445平方公里。同期，全市常住人口为936.99万人，其中，城镇人口达771万人，城镇化率达82.3%；城区常住人口达511.82万人。全市共有医疗卫生机构3 498个，床位67 881张，执业（助理）医师29 217人，注册护士36 354人，村居卫生室1 280个。

1. 政策依据

村居公共卫生委员会是《中华人民共和国宪法》和《中华人民共和国村民委员会组织法》等要求设立的群众性自治组织。《中华人民共和国宪法》第111条规定："居民委员会、村民委员会设人民调解、治安保卫、公共卫生等委员会，办理本居住地区的公共事务和公益事业。"《中华人民共和国村民委员会组织法》第2章第7条提出："村民委员会根据需要设人民调解、治安保卫、公共卫生与计划生育等委员会。村民委员会成员可以兼任下属委员会的成员。"2020年11月，国务院在《关于深入开展爱国卫生运动的意见》中进一步提出，"推进村（居）民委员会公共卫生委员会建设和社区网格化管理，提高基层公共卫生工作能力水平。发挥群团组织作用，推动爱国卫生运动融入群众日常生活"。

2. 现实需求

村居不仅在突发公共卫生事件应对中的作用重大，更是促进家庭健康、推进自助互助、推动社区治理的最前沿。而在公共卫生事件应对中暴露出基层人手紧缺、技能匮乏、装备储备等不足，以及居民在良好生活习惯、卫生习惯等方面的普遍缺失。因此，探索建立村居公共卫生委员会，构建常态化群防群治的工作格局，推进安全社区和健康社区建设，意义重大而深远。

## 二、举措与机制

### （一）建设情况

村居公共卫生委员会建设分三步走。

第一步，从2020年8月开始，合肥市6个县区12村（居）成为安徽省首批公共卫生委员会建设试点，通过试点，村居公共卫生委员会在建设方向、制度制定、主要职责等方面不断进行探索尝试，不固定形式，各试点村居找到适合自己的建设方式和切入点。

第二步，2021年在12个村居试点的基础上，把试点工作扩展至合肥市9个县区357个村（居），瑶海区和肥西县实现所有村（居）全覆盖。随着范围的扩大，各项制度、活动组织、工作职责等趋于成熟，形成了具有合肥特色的公共卫生委员会建设体系，即一个目标、双方共建、三个明确、四类清单、五项制度。

第三步，在2022年底前，全市1 713个村（居）公共卫生委员会建设实现全覆盖，公共卫生委员会充分发挥作用，实现建设目标。

（二）一个目标

公共卫生委员会组织基本健全，工作制度基本完善，公共卫生服务能力得到提高；村（居）民健康素养得到提升，生活环境得到改善，对公共卫生服务的满意度不断提高。

（三）双方共建

村居试点村（居）成立公共卫生委员会，由7～9人组成，设主任1名，由村（居）委主任兼任；设副主任2名，分别由村卫健专干（计生协秘书长）和村（居）卫生室（卫生服务站）负责人兼任；设委员若干名，可吸收村医、村两委其他成员、党员代表、村民代表、网格员，村民小组长、计生协会会员、企业负责人、志愿者等。

（四）三个明确

一是明确工作职责。① 开展卫生健康及计生法律、法规和政策宣传，普及优生优育、健康素养、卫生保健、生殖健康等知识。② 做好辖区内公共卫生工作的协调和组织动员，配合落实公共卫生管理措施，协助开展基本公共卫生服务工作。③ 深入开展幸福家庭创建活动，组织动员群众积极参与全生命周期的健康教育宣传服务和爱国卫生运动、文明创建等工作,维护公共环境卫生,倡导社会主义家庭文明新风尚。④ 开展人口信息收集监测和生育关怀工作,做好计生特殊家庭、农村"三留守"等重点人群健康关爱及帮扶工作。⑤ 组织对政府卫生健康工作的民主评议和民主监督,反映群众卫生健康需求和建议。⑥ 协助完成其他卫生健康工作。

二是明确成员职责。① 主任职责:全面负责村(居)公共卫生委员会工作,及时传达贯彻上级部门的政策、法律法规和会议精神,负责各成员间的工作协调及重大事件处理,组织召开例会,制订工作计划,收集各类资料归档,落实各项措施,完成督查评估,研究部署委员会工作。② 副主任1职责(村卫生室或社区卫生服务站负责人):负责卫生健康法律、法规和政策宣传,普及健康素养、卫生保健等知识;做好辖区内公共卫生工作的协调和组织动员,配合落实公共卫生管理措施,协助开展基本公共卫生服务工作。③ 副主任2职责(村卫健专干或计生协秘书长):负责计生法律、法规和政策宣传,普及优生优育、生殖健康等知识;深入开展幸福家庭创建活动,开展人口信息收集监测和生育关怀工作,做好计生特殊家庭、农村"三留守"等重点人群健康关爱及帮扶工作。④ 委员职责:组织动员群众积极参与全生命周期的健康教育宣传服务和爱国卫生运动、文明创建等工作,维护公共环境卫生,倡导社会主义家庭文明新风尚;组织对政府卫生健康工作的民主评议和民主监督,反映群众卫生健康需求和建议。

三是明确工作任务。① 开展国家基本公共卫生服务项目宣传(宣传栏宣传、张贴海报等),配合卫生健康部门落实健康教育与健康促进各项工作,有效提升辖区居民的健康素养水平。② 落实疫情防控"四方责任"属地职责,配合卫生健康部门做好传染病及疫情处置工作。③ 配合卫生健康部门做好地方病监测工作,做好肺结核患者首次面访及失访结核病患者的追踪。④ 掌握本辖区人口底数,动态掌握儿童的迁入、迁出情况,与辖区接种单位建立信息互通机制,督促目标人群及时接种疫苗；协助卫生健康部门做好辖区新生儿访视、儿童健康体检、儿童系统体检和健康宣教等工作。⑤ 落实慢病综合防控和全民健康生活方式行动各项工作，做好慢性病健康政策宣传和日常管理。⑥ 协助卫生健康部门做好本辖区妇女婚前保健、孕前保健、随访追访、健康宣教和相关信息管理工作；开展老年人健康管理的政策宣传，组织辖区内65岁及以上老年人开展健康体检等工作。⑦ 掌握本辖区严重精神障碍患者和残疾人的基本情况，协助上级相关部门开展随访（尤其是面访）、应急处置等工作；根据精神疾病患者的病情需要，协助其进行治疗。⑧ 落实好计划生育与奖扶、特扶工作。⑨ 协助社区卫生服务中心（服务站）做好本辖区居民建立健康档案工作，开展家庭医生签约服务。⑩ 配合开展爱国卫生运动与控烟等各项工作，有效增强辖区居民卫生及控烟意识。

（五）四类清单

1. 宣传教育清单

宣传教育清单包括宣传普及行动、健康大讲堂（专家健康知识讲座）、主题宣传日（如卫生日、计生协会员活动日、无烟日、敬老日、高血压日、糖尿病日、艾滋病日等）、优生优育优教（如开展"好孕爸妈"课堂、"你我育儿经"）、安全常识等（如心梗、脑卒中救护及康复、夏季儿童溺水防护、冬季取暖与煤气中毒、农药使用及防护、家禽家畜养殖与疾病、用电及防火安全等）。

2. 争创评比清单

争创评比清单包括美丽庭院评选（如"整洁庭院内外、共建美好家园"评选，"美丽庭院、美丽人家"评选等）、健康家庭评选、全民健身评选（如社区健康风采大赛等）、社区好人评选等（示范带头维护公共环境卫生，如"好人在身边、感动在社区"评选，"我身边的好人"推荐，"寻找社区好邻居"活动等）。

3. 关爱帮扶清单

关爱帮扶清单包括计生特殊家庭帮扶（如节日走访慰问，心理帮扶援助,"情系计生家庭、关爱特殊群体"主题活动等),老人、残疾人、重病大病和慢性病患者等帮扶(如走访慰问、结对帮扶、康复关怀等),3岁以下婴幼儿照护、小学生四点半课堂等。

4. 集体动员清单

集体动员清单包括爱国卫生运动(如"防疫有我、爱卫同行"城乡环境卫生整治、除"四害"讲卫生活动等),居民健康体检、义诊(如育龄妇女"两癌筛查",基本公卫重点人群体检和随访,"服务居民、关爱健康"义诊,名医进基层等),公益活动(如无偿献血、主题募捐、义务植树等)。

（六）五项制度

1. 例会制度

委员会召开工作例会进行议事决策,会议每月至少召开一次,也可以根据工作要求及各地实际情况随时召开。较大事项、较大财务支出等工作,须经例会讨论通过后方可执行。

2. 学习制度

结合形势,联系实际,有针对性地开展学习,包括学习党的路线、方针、政策和党的基本知识,公共卫生委员会相关业务知识,提高工作效率和服务水平。采取集中学习与个人自学相结合,注重理论联系实际。

3. 活动制度

年初召开会议讨论制订活动服务计划,有组织、有针对性地开展各类活动。制订活动方案,明确活动主题、时间、地点、参与人员、内容和经费等事项,提交村(居)公共卫生委员会审批通过后方可实施。活动开展情况和经费使用等事项,实行村(居)务公开制度,接受村(居)民监督。

4. 帮扶制度

针对辖区计生特殊家庭、老人、儿童、残疾人、慢性病人、"三留守"人员等人群,建立常态化帮扶工作机制,及时掌握帮扶人群的基本情况,实行动态化管理。定期对帮扶对象开展走访慰问、心理援助、陪同就医、料理家务等服务。帮扶工作从"输血型"向"造血型"转变，引导和帮助帮扶对象逐步提高生产生活自救能力，形成长效机制。

5. 财务制度

公共卫生委员会依法建立财务管理制度，各项经费纳入村（居）财务统一管理和预算管理。所有支出都应填制《（村）公共卫生委员会资金支出报销审批单》，经会计审核、主任签批，出纳方可办理报销手续。村（居）要积极争取必要的经费、场地、设备设施等支持，管好用好现有资源，拓宽筹资渠道。

（七）开展各项活动

大黄村公共卫生委员会开展妇女"两癌"防治科普宣教，通过专家学者的讲解，让广大女性对"两癌"防治有更多的了解，大力促进"两癌"早发现、早治疗。汇林阁社区公共卫生委员会开展"魅力蜀山　全民科普行"活动，让青少年在科普知识互动机上，实际操作体验，让青少年了解公共卫生事件相关的应对措施。双塘村公共卫生委员会为辖区20名孕妇举办"快乐孕期　喜迎新年"DIY烘焙活动，并在活动中邀请妇幼专家传授孕期保健及孕期营养搭配知识。黄岗村公共卫生委员会协调县人民医院专家为村民做B超、心电图等项目的健康体检，并讲解常见病的防护知识。清溪路社区公共卫生委员会联合辖区医疗卫生单位共同开展"健康迎新年　我们来运动——老少亲子健康"活动。红旗社区公共卫生委员会开展"让爱一路同行——走进困难家庭公益行"活动，组织社区心理健康咨询师与辖区志愿者走访困难家庭。崔岗村公共卫生委员会开展了"志愿服务在行动、温暖健康过大年"活动，对村里的艺术展馆、文化中心、游客中心等公共场所进行消毒、清扫，并为村民赠送"免费体检卡"。

## 三、创新与成效

通过一年多的努力，群众的公共卫生素养逐步提升，生活环境逐步改善,满意度逐步提高。

**（一）资源优势得到互补整合**

建立村（居）公共卫生委员会后,村"两委"公共卫生责任意识明显增强,工作更主动。村（居）公共卫生委员会是联系政府部门、医疗卫生服务机构和群众之间的桥梁和纽带,是依靠村级自治力量、畅通服务和群众需求的重要平台,使基层卫生计生力量得以融合,计生协、妇联等群团组织优势得以发挥,公共卫生服务由原来卫生部门"单打独斗"变成"群策群力",充满活力。

**（二）各项任务得以落实落细**

村（居）公共卫生委员会根据不同群体的需求,设立健康生活倡导组、慢病管理服务协调组、残疾人等困弱群体帮扶组、家庭发展服务组等若干工作小组,每个小组由负责宣传、管理、协调、服务、监督等职能的人员组成,落实相应职能任务,形成与群众无缝链接的自治共建模式。

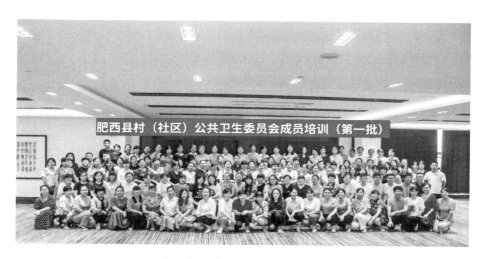

图1　肥西县第一批村（社区）公共卫生委员会成员培训

**（三）应对措施更加及时有效**

无论是落实新冠疫情防控责任,还是开展健康知识宣传、爱国卫生运动等,村（居）公共卫生委员会均充分发挥协调、组织和动员的作用,强化大健康理念，促进群众对自我健康的管理，同时为群众提供全方位、全生命周期的健康服务。

**（四）卫健服务更加细致持久**

村（居）公共卫生委员会的工作内容丰富，其中健康教育、环境整治、培养群众健康卫生习惯等很多工作不能一蹴而就，需持续开展。通过这一组织载体和工作平台，可以有效依靠和发动群众，落实常态化宣传、服务和管理。

**（五）村民知晓率显著提升**

自2020年8月村公共卫生委员会成立后，群众对公共卫生服务的需求表达率有了明显上升。截至2022年年底，各村群众对卫生健康知识的平均知晓率由初期的31.21%提高到81.5%，群众对服务的满意度由初期的48.94%提高到92.6%；居民的基本公共卫生服务知晓率达98%，健康基本知识和理念知晓率由37.91%提升到91.6%。

**（六）计生协组织作用进一步加强**

村级计生协组织网络得到加强，作用得到进一步发挥，家庭健康行动、基层群众自治、计生家庭帮扶等工作得到有力落实，计生协参与健康中国、乡村振兴和应对人口老龄化等国家战略及社会治理的途径进一步畅通，实现多方共赢的良好局面。

**（七）影响力逐步扩大**

合肥市公共卫生委员会建设试点工作自开展以来，央广网、《中国人口报》《安徽日报》、中安在线、合肥新闻频道等对此进行了报道，其社会影响力逐步扩大。

## 四、启示与展望

合肥市公共卫生委员会建设取得了一些成效，但在建设过程中，仍有一些方面需要进一步完善。下一步委员会将坚持以问题为导向，在人员培训（医务人员、专人不专业）、能力提升、岗位设置、经费保障（政策支撑）、基本公卫融合、顶层设计、服务机制（购买服务）、网格化管理、志愿者服务上加以探索，创新管理模式，把解决实际问题作为打开此项工作的突破口，紧紧围绕以下三点开展工作。

（一）机构联动更紧密

村（居）公共卫生委员会是政府和卫生医疗机构之间的重要纽带，也是行政管理与业务服务的有机融合，村（社区）公共卫生委员会将通过定期召开会议，多方共同总结、部署卫生健康业务工作，使机构间的联动更加紧密。

（二）机制运转更流畅

今后合肥市公共卫生委员会将重点加强能力建设，提升机制运转效率，组织专家对骨干人员开展专项培训：一是围绕村（社区）公共卫生委员会的功能定位、制度职责进行培训；二是围绕卫生健康行业法律、法规及最新政策进行培训。通过培训拓展相关人员的业务知识，转变其工作思路，让他们尽快从"门外汉"变成行家里手。

（三）信息传达更高效

农村的卫生健康知识宣传存在"散、浅、乱"的现象，加之"三留守"人员较多，亟需一个正规的宣传渠道，村（社区）公共卫生委员会将卫生健康知识与村务公开的其他信息一同发布，为农村群众打造一个最权威、最贴近当地生活的卫生健康知识"发声筒"。城市社区利用微信、电子显示屏、小区宣传栏张贴或播放健康公益广告，传播健康素养核心信息。

（报送单位：合肥市卫生健康委员会

合肥市计划生育协会）

## 专家点评

健康中国战略目标的实现，重点是基层，难点也是基层。合肥市依法成立村居公共卫生委员会，有效筑牢基层卫生健康治理工作底网，全面提升公共卫生服务能力，服务人民群众的健康需求。合肥的这一做法，具有非常重要的现实意义和推广价值。

首先，目标清晰。公共卫生委员会的目标是成为联系政府部门、医疗卫生服务机构和群众之间的桥梁和纽带，以提高公共卫生服务能力，提升村（居）民健康素养，改善村（居）民的生活环境，提高村（居）民的公共卫生服务满意度。

其次，组织健全。公共卫生委员会由村（居）民委员会和村（居）卫生室（卫生服务站）共建，明确了双方的工作职责、成员职责和工作任务，建立了宣传教育、争创评比、关爱帮扶、集体动员四类清单，健全了例会制度、学习制度、活动制度、帮扶制度和财务制度五项制度。

再次，因地制宜开展活动。到2022年底，合肥全市1 713个村（居）公共卫生委员会建设实现全覆盖。但是在活动组织方面，并没有采取一刀切的策略，而是各委员会基于各地实情，因地制宜地开展各具特色的活动，更好地满足了人们的健康需求。

最后，成效显著。村（居）公共卫生委员会有效整合了基层卫计生力量，并发挥妇联等群团组织的资源优势，构建与群众无缝衔接的自治共建模式，为群众提供全方位、全生命周期健康服务，效果良好，群众满意度不断提高，社会影响力不断扩大。

村（居）公共卫生委员会是服务人们健康的基层自治组织，具有高度专业性，应更多发挥卫生专业人员的核心作用，基于村（居）民健康服务需求提供有针对性的公共卫生服务，避免仅追求短期政绩，才能实现可持续发展。

**龚秀全**

上海交通大学健康长三角研究院　双聘研究员

华东理工大学社会与公共管理学院　教授

中国劳动经济学会保险福利分会　常务理事

中国医促会健康保障分会　理事

上海劳动社会保障学会　理事

上海劳动社会保障学会社会保障专业委员会　常务副主任

重点人群篇

# 互动、科普、体验一体化：上海市民政局
# 打造康复辅助器具创新产品体验馆

## 一、背景与动因

为深入贯彻落实《国务院关于加快发展康复辅助器具产业的若干意见》（国发〔2016〕60号）、《民政部关于推动落实〈国务院关于加快发展康复辅助器具产业的若干意见〉的通知》（民发〔2017〕76号）、《上海市人民政府关于加快发展康复辅助器具产业的实施意见》（沪府办发〔2017〕64号）等文件精神，上海市民政局规划"2+2+△（长三角）"的康复辅助器具产业布局，加快康复辅具产业集聚发展。

康复辅具产业是健康中国事业的重要组成部分。截至2020年，我国60岁以上的老年人口超过2.64亿人，占总人口的18.7%。此外，我国还有8 500万残疾人，每年还有上亿人次的伤病人。根据不同人群的特点和康复需求，积极推动神经康复、骨科康复、心肺康复、肿瘤康复、儿童康复、老年康复等各类康复，推动康复医疗和康复辅助器具深度融合，对发展社区和居家养老及康复医疗有着重要意义。我们需要广泛宣传康复理念、康复知识和康复技术，普及市民对康复的认知，增强其对康复的重视。加快推进康复辅助器具产业发展，对全面推进健康中国建设、积极应对上海人口老龄化，保障和改善民生具有重要意义。

## 二、举措与机制

位于静安区胶州路207号的上海市康复辅助器具创新产品体验馆，借助静安区地处市中心的区位优势，旨在打造市康复辅具的"康辅具科普中心""新品首发地"，为消费者选购康辅具提供引导和参考，为相关

产品和服务提供展示平台。

上海市康复辅助器具创新产品体验馆运维项目，通过康复辅助器具的集中展示、主题展示等场景浸入式方式，吸引消费者的关注，提升产业形象；展示上海市及长三角的康复辅具产业创新成果，对接相关康复辅具企业开展成果转化。

该项目的重点在于优化内部布局、升级场景体验。通过定期甄选康辅具产品，发布和展示康复辅具的创新产品，举办集互动、科普、体验为一体的活动，将体验馆打造成为国内国外、线上线下企业搭建共享共赢的展示平台，为市民提供有温度的康复辅具产品开放舞台。

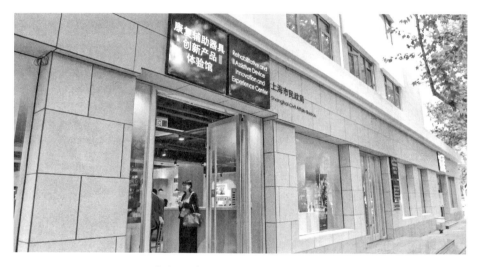

图1　上海市民政局康复辅助器具创新产品体验馆

## 三、创新与成效

上海市康复辅助器具创新产品体验馆于2019年8月23日开馆运营。截至2021年5月16日，共计接待访客14 982人次，主要包含政府部门及协会组织、大专院校、海内外企业的代表以及市民。体验馆日常维持展出100件以上的创新科技产品，根据消费者需求和康复领域的最新发展，不定期进行展品更新，展品来自上海市、长三角其他地区，以及日本、德国、加拿大、美国等国家。

馆内的展品有的是国内首创，涵盖技术创新、材料创新、设计创新、智慧辅具创新、应用场景创新、服务模式创新六大领域。创新性康复辅具可以广泛应用在人们的日常生活中。体验馆就是为人们更为科学深入地认识和使用这些产品服务的。

（一）影响力

在会、展、媒、赛等综合宣传示范效应下，康复辅具产业得到民政部、上海市各级政府及长三角各地的广泛支持和认可。2021年，在上海市民政局的支持下，青浦区人民政府率先成功申请国家康复辅助器具产业综合创新试点，体验馆也包含在试点工作任务中，对产业集聚、宣传推广发挥了巨大作用。

创新产品体验馆作为"新品首发馆"，展出诸多创新创业大赛的参赛和获奖产品。2021年第九届中国老年福祉产品创意创新创业大赛创业孵化组决赛，累计收到项目206个，经过初赛的选拔，20个项目进入了决赛，项目主要集中在天使轮到B轮，估值在1 000万元人民币到10亿元人民币之间。75%的项目为智能化康养产品、康复机器人、智慧养老系统、适老化家具用品，产品来自中国15个省市区，以及日本、加拿大、德国等国家。其中，不乏清华大学、北京大学、上海交通大学以及哈佛大学、牛津大学、芝加哥大学等国内外知名高校的项目。

（二）国际化

2020—2021年，上海市康复辅助器具创新产品体验馆分别与以色列总领事馆、日本经济产业省、亚洲友好协会、中国泰国商会、加拿大总领事馆等开展康辅具交流活动，对接康养相关行业企业机构，推动中外产业合作。

（三）数字化

2021年，体验馆共收到100余个产品，甄选了68个产品进馆，日常维持42件以上的展品；同时为企业组织云路演，为创新技术项目提供投融资服务；开展在线云课堂，为百余所养老康复机构负责人和专业人员提供健康养老产品技术培训。

作为康复辅助器具产业创新发展的窗口，上海市康复辅助器具创新产品体验馆立足于上海市中心交通便利的优势，在产业集聚、民众科普两个方面起到了积极作用，成为打通产业端和消费端的一个重要环节，链接产业相关的会、展、媒、赛的整体宣传，对康复辅助器具产业的集聚与宣传、进一步提升消费者关注度、推动产业良性发展起到了积极的作用。

## 四、启示与展望

在数字时代，康复辅助器具创新产品体验馆主要的功能就是帮助老人"消除信息差"。除了宣传租赁政策、协助选择辅具之外，体验馆日常也会举行长护险介绍、适老化改造等活动，解决老年人的急难愁盼问题。自2019年底起，上海市试点开展康复辅助器具社区租赁服务工作，至今已实现"家门口"的租赁服务网络全覆盖，同时康复辅助器具社区租赁服务的运营也更精细化，申请方式也更多元，补贴比例进一步提升，辅具目录也将再次更新。

未来，为了让更多市民群众了解康复辅助器具社区租赁服务的最新举措，除了在上门安装、维修、使用教学、定期回访等方面提供"一条龙"服务外，还应该在一网通办、随申办等在线渠道上线租赁服务，同时，推动康复辅助器具供应商和部分街道干部参加"康复辅助技术咨询师"职业培训，以将相关信息更有效地传达给有需求的老年人，同时传播健康老龄化的思想。

此外，还应在长三角及全国范围内，组织协调政府牵头、企业参与的公益活动，增强科普宣教的影响力，通过扩大媒体的宣传，进一步提升康复辅助器具租赁服务的知晓度。

（报送单位：上海市小咖云康复辅助器具产业服务促进中心）

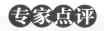
**专家点评**

　　我国目前有超过4 500万失能半失能老人,另外还有8 500万残疾人,每年还有上亿人次的伤病人。因此,确保普通百姓了解辅具、用上优质的辅具,并获得良好的康复效果,既是重大民生问题和人力资本问题,也是能产生较大经济效益的产业发展问题。

　　上海市民政局康复辅助器具创新产品体验馆较好地回应了以上三方面的问题。首先,馆内展示的创新辅助器具产品不仅可以让人们更好地了解和体验不同种类的产品,同时还能推广这些产品,帮助更多需要康复辅助器具的人们获得更好的康复效果。其次,创新辅助器具产品体验馆还可以成为一个创新平台,帮助科技企业推出更多更好的康复辅助器具产品,促进技术、研发和市场的快速升级。最后,创新辅助器具产品体验馆还能增强市民的健康意识和服务观念,帮助人们更好地关注和照顾身体不便的人群,推动康复辅助行业的发展,从而弘扬社会正能量,促进和谐社会的建设。

　　上海市民政局康复辅助器具创新产品体验馆主要有三方面的经验值得借鉴:第一,让参观者在具有人文关怀气息的主题场景中,感受和体验辅具对提高生活质量的意义和辅具产业的发展成果。第二,注重国际交流,拓宽与各国政商界的交流联系,尤其是对接康养相关行业企业机构,推动了中外产业合作。第三,关注辅具与居家环境的融合。在老龄化程度不断加深的社会背景下,相关辅具展示及体验机构应重视将融合了AI、5G等最新技术的康复辅具产品与居家生活进行更好的结合。

**杨　帆**
上海交通大学健康长三角研究院　双聘研究员
上海交通大学国际与公共事务学院　副教授

# 以"四化四有"为抓手：崇明区新海镇
# 积极构建"幸福养老"体系

## 一、背景与动因

新海镇地处崇明西北门户，镇区所辖范围包括原跃进、新海、红星、长征4个市属国营农场，地域总面积达105.04平方公里，户籍人口近1.1万人，具有典型的"地广人稀"特点。截至2021年6月，新海镇60周岁以上老年的人口有4 924人，占户籍人口的46.32%，其老年人口占比位列全区第一，老龄化形势严峻，社会养老服务需求日益增长。

新海镇是原国营农场转制镇，从2008年建镇至今，不过十余载。同时，这个镇也有一些"老"，截至2022年12月底，在1.1万常住人口中，60周岁以上的老人占了近一半。面对如此严峻的老龄化形势，新海镇始终坚持人民至上的理念，以加强和改善民生，增强人民满意度、幸福感为目标，以"四化四有"为抓手，让"健康幸福养老"不再遥不可及。

## 二、举措与机制

### （一）保障供给全面化，让每一位老人老有所养

1. 织密制度保障网

制定《新海镇养老服务美好生活三年行动计划（2018—2020）》，以"七大提升行动"推进"健康幸福养老"体系建设，并将"推进老年宜居社区建设"列入《生态美丽幸福新海建设发展指标体系（2018—2020）》。

2. 织密设施保障网

建成4个社区综合为老服务中心（分中心），4个日间照料中心，1个长者照护之家，4个社区长者食堂，11个标准化老年活动室，10个社

区睦邻点，总建筑面积近6 000平方米，投资800余万元。结合"美丽家园"建设，新海镇对151个楼道进行无障碍设施改造，加装电梯3部，提升老年人的居家安全生活品质。

3. 织密人才保障网

开展养老护理人员技能竞赛和评选表彰活动，实现养老服务激励褒扬常态化。深挖"毗邻党建"资源，与江苏省启隆镇、海永镇建立养老人才共享机制。设立6个养老顾问点，推选优秀养老顾问参加《直通990空中养老顾问》节目，并有一名养老顾问获得上海市"金牌养老顾问"称号。

**（二）开启养老智能化，让特殊群体中的老人老有所安**

1. 实时监管有速度

为降低老年人独处时的风险，新海镇为351名75周岁以上的独居老人免费发放一块智能手表，小小的一块表，依托智能大屏终端设备与平台数据中心的信息交互，为老年人提供健康监测、医养咨询、电子围栏、紧急报警等智慧照护服务，家人和志愿者能实时掌握老人的情况。

2. 线上服务有精度

搭建"智慧平台"，建立老年人综合信息数据库，并将老年人的数据进行分类标记，可实时掌握各社区老年人的基本情况。"智慧平台"还能从"智能手表""健康一体机"中获取老年人的健康数据并进行分析，为老年人提供个性化的生活和健康指导。

3. 线下服务有温度

每个为老服务中心都配置了一台"健康一体机"和一台"互动大屏"，新增智慧健康小屋，为老人提供家门口的健康体检、便民服务和文娱宣传。只要轻轻一点，就能为老人送去贴心服务。

**（三）注重服务多元化，让居家养老的老人老有所依**

1. 着眼质量提升，"三社联动"添活力

引入上海4A级社会组织，对全镇所有社区综合为老服务中心（分中心）、日间照料中心和社区长者食堂实施规范化管理，让辖区老人在

"家门口"就能享受到高品质的养老服务，建立起"以老人需求为导向、以社区为平台、以专业社工为引领、以社会组织为承接"的社区居家养老服务模式。

2. 着眼需求导向，"六助服务"解民忧

探索多种方式助餐，让辖区老年人以承担得起的价格享受"饭来张口"的待遇。推出"AB套餐"，满足老人多样化、差异化用餐需求；提供机动车送餐服务，既缩短送餐时间，又保障餐食质量。此外，新海镇还推出了助衣、助容、助洁、助行、助医等单项服务，满足老人的各类需求。

3. 着眼资源整合，"助力夕阳"暖人心

将为老服务纳入网格，实施"助力夕阳"志愿服务项目。网格巡查员与网格内的空巢老人结对，为他们提供应急救助等志愿服务。在日常巡查中，网格巡查员到结对老人家中"看一看"，对老人情况"问一问"，发现困难及时"帮一帮"。"助力夕阳"项目自推出以来，累计服务15 536人次，挽救了16位老人的生命，安置无保障老人12人。

（四）搭建平台常态化，让力所能及的老人老有所为

1. 发挥自治组织主力作用

引导有威望、有特长的老年人加入社区自治组织，参与开展矛盾调解、志愿服务、宣传教育、民主监督等工作。现有的"新海岸宣讲团""香樟园议事坛""长征调解工作室""新海老娘舅"等社区自治组织中，老年组织成员占比达77%。

2. 发挥文化润老先行作用

依托新海文化艺术节、"文化走亲"项目，推出各类适合老年人参与的文化活动和服务。聘请专业老师对老年文体团队进行培育指导，目前已成立民乐队、鼓乐队、旗袍队等50多支老年文体团队，这些文体团队多次荣获市、区各类奖项。

3. 发挥互助养老帮手作用

引导有条件的老年人在家中开设睦邻点，建成以"跃乡邻""孙阿

姨睦邻点"为代表的一批示范睦邻点,构建"邻里互助圈"。深入推进"老伙伴"计划,引导74岁以下的低龄老人结对关爱高龄独居老人,实现老年群体的自我关心、自我管理、自我服务。

## 三、创新与成效

新海镇在为老服务方面一系列的举措和机制,是适应人口老龄化发展的客观要求,是完善社会养老保障体系的有效补充,是维护社会稳定的现实出路;不但满足了社区养老服务需求的不断增长,有效回应了群众期待,同时也为加快推进崇明世界级生态岛建设、生态美丽幸福新海建设打下了扎实的基础。

经过多年的努力,新海镇的养老服务设施建设不断加强,规划布局得到全面优化提升,养老服务功能和水平得到不断完善,从老伙伴计划志愿者、"助力夕阳"志愿服务项目,持续注入养老顾问制度、智慧助老项目、长者智能技术运用能力提升行动等创新服务项目,为老服务方式呈现更加规范化、多元化、智慧化的发展态势。新海镇的社会影响力进一步扩大,其为老服务经验也多次被区级媒体报道,其养老服务专报得到崇明区委书记的批示肯定。

## 四、启示与展望

近几年,新海镇通过保障供给全面化、推进养老智能化、注重服务多元化、搭建平台常态化在为老服务方面取得了一些成就,但是仍存在一些短板。一是老人个性化的养老服务需求,与政府可提供的服务还有一定差距;二是针对低保、低收入等经济困难和计生困难家庭中失能、独居或80岁以上高龄等特殊老人的养老需求,政府还不能完全保障;三是养老服务产业资源有较大缺口,导致养老服务支撑不足,制约着全镇老龄事业的发展。

随着老龄化程度的不断加深,新海镇必须通过不断提升硬件设施和服务品质，深入贯彻新海镇"四化四有　幸福养老"品牌，积极践行"人民城市人民建，人民城市为人民"的重要理念。同时，可加大资源投入推进"智慧助老"项目，开发大数据分析功能，与医院共享老人健康数据，探索医养结合的无缝衔接，通过提升社区卫生服务机构的服务质量，弥补居家养老的不足，更加贴近社区居民，保障居民基本医疗和特需的康复护理需求。以满足老年人对美好生活的向往为目标，努力把新海镇建设成为老年人颐养天年的幸福家园。

（报送单位：上海市崇明区新海镇人民政府）

## 专家点评

新海镇人民政府针对本辖区严峻的老龄化形势和日益增长的养老服务需求，结合本地实际情况，始终坚持人民至上理念，以加强和改善民生，增强人民满意度、幸福感为目标，以"四化四有"为抓手，开拓了一条适合本土化的"健康幸福养老"之路。总结起来，新海镇有以下四点经验值得学习。

一是做好基础保障。从制度、设施到人才等方面完善现有的养老体系，如从织密制度保障网、织密设施保障网到织密人才保障网。将养老行动计划实施到位，并努力塑造老年友好型社区环境，充实养老人才服务体系，使得辖区老人有了充实的基础保障。

二是实施智能养老。运用数字化技术手段，将线上和线下老年人的健康数据监测、健康分析评估和健康干预等健康管理手段结合起来，全过程实施健康评估反馈，做到"实时监管有速度""线上服务有精度""线下服务有温度"，赢得老年人的认可。

三是开展亮点服务。"三社联动""六助服务""助力夕阳""新海老娘舅""文化走亲""跃乡邻""孙阿姨睦邻点"以及"老伙伴"计划等项目的开展,说明新海镇在构建特色化"健康幸福养老"体系方面着实动了脑筋、下了功夫。

四是政府社区联动。构建有特色的社区养老服务体系,是一项需要全员参与的项目。除了政府牵头外,也离不开社区各主体,比如社区医院、社区组织、小区自治委员会、社区志愿者、网格巡查员、自发性文化团体的积极参与和配合。

董恩宏

上海交通大学健康长三角研究院　双聘研究员

上海健康医学院健康管理系　副教授

# 打造全流程心理健康养护体系：
## 华东疗养院针对上海公务员群体
## 心理减压策略的探索与实践

## 一、背景与动因

### （一）华东疗养院概况

华东疗养院（以下简称华疗）是一家隶属于上海市卫生健康委、上海市保健局的三级医疗机构，每年平均接待 8 万余人次。华东疗养院坐落于太湖核心风景区，占地面积达 23 万平方米，核定床位 598 张，医护员工编制数为 400。

### （二）政策背景

党中央、国务院高度重视公务员心理健康问题。2011 年，中纪委、中组部、监察部联合印发《关于关心干部心理健康提高干部心理素质的意见》，对关心关爱公务员心理健康，提高公务员心理素质提出明确要求。2016 年 12 月，原国家卫生计生委等 22 个部门联合印发《关于加强心理健康服务的指导意见》，要求加强重点人群的心理健康服务，把心理健康教育作为各级公务员教育培训的重要内容，着力提升公务员的心理素质。2018 年 5 月，按照党的十九大报告提出的加强干部关爱和正向激励的要求，中共中央办公厅印发《关于进一步激励广大干部新时代新担当新作为的意见》，就加强对公务员心理上的关怀、促进公务员的心理健康等明确了措施。2018 年 11 月，为进一步落实党的十九大报告提出的"加强社会心理服务体系建设"的总要求，国家卫生健康委员会、中央政法委、中宣部等 10 部委联合印发了《全国社会心理服务体系建设试点工作方案》，明确了"健全机关单位心理服务网络""建立心理健康服务团队""积极开展心理健康进机关"等工作的要求,将公务员心理服务体系纳入社会心理服务体系的总体规划并加以推进。从上述文件出台的时间顺序和提出的具体要求看,党和国家对公务员心理健康的重视程度越来越高,对建立公务员心理服务体系的要求也越来越明确。在奋力实现"两个一百年"奋斗目标的新时代,各级公务员按照党中央的统一要求更好地守初心、担使命,在岗位工作中更积极地担当作为,这需要有健康向上的心理世界作为支撑,也需要有充沛的心理动能作为保障。无论是从理论还是从实践看,提供系统化的心理服务均具有较强的现实意义。

### (三) 实践背景

从职业人群心理现状分析,存在以下问题: ① 症状占比高。《中国国民心理健康发展报告（2017—2019）》显示,在成年阶段（18～55岁）,年龄越大,心理健康状态越好。在公务员人群中,"压力大"者占52%,判断成年人是否有心理问题的方法如下: 情绪是否稳定,是否有长时间的负面情绪,如恐惧、担心;行为是否正常,如睡眠、饮食;认知是否存在困难,如反应迟钝、记忆力下降;社会功能是否如常,如学习、工作。② 对心理疾病关注少。《健康中国行动（2019—2030年）》指出,心理健康是健康的重要组成部分,当今社会日新月异,由各种压力造成的抑郁发病率达2%,焦虑症达5%。工作、学习、家庭、生活、回忆往事、缺少睡眠等,都会造成压力。而舒缓压力的方法有深呼吸、冥想、运动、听音乐、与人倾诉等。科学的、专业的、及时的心理健康服务也非常重要。③ 处级干部需重视。心理健康是人在成长和发展过程中,认知合理、情绪稳定、行为适当、人际和谐、适应变化的一种完好状态。心理健康服务是运用心理学及医学的理论和方法,预防或减少各类心理行为问题,促进心理健康,提高生活质量,主要包括心理健康宣传教育、心理咨询、心理疾病治疗、心理危机干预等。

公务员人群是社会发展最重要的实践者和开拓者,不仅社会和公众对他们的期望高，而且全面从严治党、巡视巡察工作也对公务员人群的依法执政提出了新要求。上海的节奏快、生活压力大，对公务员有更高的素质要求，有更严的纪律要求，加上公务员的自我要求也高，竞争意识强，常常会自我加压，因此公务员群体容易产生紧张的情绪和较大的压力。关于健康的敌人，比起无知，更可怕的是忽视。

目前，公务员心理健康服务已经得到不同程度的开展，不少培训班开设了心理健康课程。然而，由于缺乏系统规划和有效的服务供给，心理健康教育培训课程往往出现同质化、不对症等问题，导致公务员心理服务需求得不到满足、不知道如何寻求心理服务、认为心理服务没有作用等现象，以致心理健康服务的效果不明显，因此，华疗聚焦上海公务员群体，通过专业课程设计、正念团队建设、辅助心理舒缓服务等，制订实施心理减压计划，提供健康宣传、心理评估、教育培训、咨询辅导等服务，传授抑郁、焦虑等常见心理行为问题的识别方法及情绪管理、压力管理等自我心理调适方法，多路径进行特定人群心理减压策略的探索与实践。

## 二、举措与机制

### （一）专业课程设计

1. 基础体检套餐

通过血常规、CT、B超等现代化医疗手段，全面掌握公务员的身体基本状况及基础疾病情况。若全身健康体检的结果正常，对公务员也是一个很好的暗示，免除他们对可能罹患疾病的担忧。

公务员通过自主神经平衡测定仪，检测自主神经系统的平衡情况，评估自我调节能力、抗压能力、疲劳度等指标，对个人的心理健康评估有一定的指导意义。

2. 专业课程，解读压力、重视睡眠

（1）压力课。结合当今公务员工作和生活的特点，针对在公务员群体中广泛存在的心理问题，从性别、年龄、职务、职级等影响因素展开分析讨论,引导公务员群体对自己所处的状态进行客观分析。每天的工作、学习、生活都会产生压力,正确看待、调节、释放压力,能使大家减缓压力,远离焦虑和抑郁。

（2）睡眠课。睡眠障碍是办公室人群特别常见的问题,尤其是压力较大的公务员群体,睡眠问题更为突出。但是大众对睡眠障碍的了解甚少,不健康的睡眠习惯、睡眠药物的滥用是目前常见问题,帮助这部分人群及早识别和及时防治,有助于促进人群健康和社会发展。解析公务员群体睡眠障碍发生的原因和机制。从公务员群体工作压力大、日平均工作时间长、作息不规律等特点,以及人体生理角度出发,剖析睡眠障碍发生的原因。长期失眠会引起心理健康问题。临床上,睡眠不好大多是由心理压力过大、过度疲劳造成的。早期辅导干预,会对改善睡眠起到积极作用。

**（二）正念团队建设**

正念是解决焦、虑抑郁的心疗方法,一般通过游戏方式调节情绪,是削减负能量的利器,可让人意念安静、心境平和、呼吸均匀,并减轻负面情绪。专业师资团队的授课,可让公务员们掌握简单的心理情绪调适方法,以达到自我放松、释放压力的目的。

华疗针对每年的公务员群体健康体检批次,推出在院期间心理康

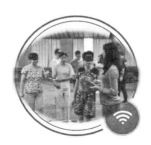
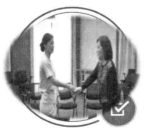
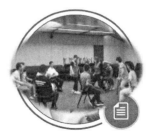

**"盲人指舞"**
把自己交给队友,
尽情地敞开心扉,
减缓环境的压力。

**"共同圈"**
寻找共同兴趣爱好,
缩短人与人的距离,
达到团队融洽和谐。

**"空穴来风"**
个人无法替代团队,
增进团队的默契,
体验团队的力量。

图1　华东疗养院针对公务员开展正念团建活动

养疗程，重点是正念减压、舒缓调适。其中，正念减压是教导公务员群体进行冥想训练，帮助其掌握正念技术，达到三个方面的效果：一是快速恢复精力；二是消除负面的情绪，缓解压力、紧张情绪；三是优化大脑的决策过程，使大脑持续保持敏锐和创造力。其中，音乐放松系统引导公务员进行冥想放松训练，学习放松协调技术，培养情绪调节能力。脑波灯七彩灯光颜色的变化实时反馈冥想者的冥想放松状态，通过游戏减压、运动减压、音乐减压、诵读减压、睡眠减压等，营造一种轻松、安静的氛围，培养安全感和信任感，塑造积极心理。

### （三）辅助心理舒缓服务

华疗的环境优美，负氧离子浓度高，空气质量优。负氧离子可使人精神振奋，提高工作效率和睡眠质量，还有明显的镇痛作用。研究表明，运动对促进心理健康有积极意义，能减轻压力、改善情绪，培养坚强的意志品质，帮助养成良好的心理承受能力，使人正确面对挫折和失败。华疗临床医护员工引导前来疗休养的公务员开展八段锦、健步走、瑜伽等运动，教会公务员们正确的健身方法，并帮助他们养成运动习惯，有效缓解压力。

餐饮也与人体健康密切相关。华疗根据职业人群的特征和需求，做好各项医疗餐饮服务保障，通过授课和实践，帮助公务员群体养成良好的生活和饮食习惯，有助于促进其心理健康。

## 三、创新与成效

一是构建了有针对性的心理健康养护体系。紧密结合公务员的工作和生活实际，设计开发有效减压、情绪调节以及睡眠健康等课程，同时将理想信念教育和政绩观教育纳入心理健康教育培训内容。教育广大公务员坚定共产主义远大理想和中国特色社会主义共同理想，树立正确的政绩观，将职业理想与个人追求相统一，在全心全意为人民服务中找到价值感和意义感，不断提高个人综合素质尤其是心理素质。

二是积极探索案例教学以及团体心理辅导、生物反馈训练技术等教学形式在公务员心理健康培训中的适用性。为公务员创造更好的课程体验，提升其课程学习的愉悦感、共鸣感和获得感，并对公务员心理服务体系建设质量进行科学的阶段性评估和周期性评估，对评估结果及时加以分析和总结，并据此促进公务员心理服务体系不断优化升级，增强心理健康服务的针对性、科学性和实效性。

三是围绕公务员心理健康和积极心理建设做好理论研究和应用研究。做好公务员心理服务体系建设的重要基础性工作。以公务员需求和促进公务员群体心理生态优化为目标，对公务员从心理健康、职业心态、政治心理等方面进行科学严谨的深入调查研究，同时注重研究成果的运用与转化，以学术论文、心理健康系列教材、视频、研究报告等多种形式，及时发布最新研究成果，更好地支撑公务员心理服务体系的运转，为各级党委和政府加强对干部的关心关爱提供决策参考。

## 四、启示与展望

一是建立涵盖"公务员职业生涯"的全流程心理健康维护体系。抑郁症的诊断主要依靠临床表现及各种筛查诊断量表，目前尚未发现具备特异性诊断意义的实验室或影像学依据。尽管抑郁症标准化诊断需要精神科医生来完成，但在临床实践中，抑郁症筛查工具的运用，仍能帮助公务员群体实现及早发现、及早诊断及治疗。考虑到目前的医疗体系及公务员保健工作制度，可以依托医疗机构对公务员进行评估，全面落实好抑郁高风险人群的筛查工作。抑郁量表（EPDS）是最普遍使用的筛查抑郁症的工具，也用于抑郁症的筛查及产后抑郁症治疗疗效的评估。该自评量表共有10项内容，一般10分钟以内可以完成，易被患者接受。2009年，王玉琼等将该量表进行重新修订，使其更符合中国人的语言习惯，推荐以大于等于10分作为人群筛查抑郁症的界值取值，对于医疗资源相对匮乏的地区，可以将分值提高至大于等于13分作为阳性筛查临界值。

二是打通心理科或精神科专科机构的就诊或转诊渠道。对于经评估后确认为抑郁高风险的个体，标准化的临床诊断及具体的后续治疗措施需要由相关专业医生来把控。各开展抑郁筛查的医疗机构必须对接好可转诊的精神科专科医院，对于设有心理科的综合性医院或专科医院，可以先由心理医生进行评估后再行转诊。对于抑郁评分高危的患者可给予转诊卡，方便其尽快接受积极治疗；对于抑郁评分低危的患者，需要给予其病情告知以及后续具体的就诊渠道信息，包括但不限于相关的医生专家、门诊时间及诊疗流程。

三是考虑重大突发公共卫生事件的实际需求，形式上可适当采取线上认知疗法的形式。根据抑郁障碍的治疗指南，目前针对轻中度抑郁障碍患者，首选心理治疗干预，而认知行为治疗作为多国指南推荐的治疗方案，其三个核心部分包括心理健康教育、认知重建及问题解决、行为激活和预防复发。传统的认知行为治疗主要通过面对面谈话治疗的形式开展心理干预，需要一定的人员支持。研究表明，随着信息化时代的发展，基于互联网的线上认知疗法的自助干预方式，同样可以改善公务员抑郁症状，同时有着较高的可接受度及满意度。患者可通过手机或者电脑，方便、快捷地获得高质量的精神心理干预和支持，干预人员也不需要长期的专业培训和执业经验，方便推广应用。相关的课程可以由康复科及心理精神学专家共同参与设计，通过微信平台或指定网站向患者发送，内容主要包括职业生涯规划、人际关系变化处理、睡眠健康教育、上下级关系发展、如何处理抑郁焦虑情绪等。同时，较传统精神治疗的形式而言，基于互联网的线上干预也能减少接触感染传染性疾病的潜在风险，在突发公共卫生事件下具有明显优势。

（报送单位：华东疗养院）

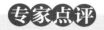

专家点评

　　华东疗养院通过积极探索，在常规体检的基础上，构建了针对公务员群体的全流程心理健康养护体系，特别是紧密联系公务员的工作和生活实际，设计开发出减压等心理健康课程，同时将思政教育有机融入心理健康教育之中，凸显生理、心理、社会、道德四位一体的完整健康观。

　　公务员群体在面临工作任务、生活问题和职业发展方面的压力时，容易出现焦虑、抑郁、失眠、职业倦怠等一系列心理健康问题，而这些问题的出现有可能会导致较为严重的社会后果。因此，维护公务员群体的心理健康水平是一项非常重要的工作。

　　在新时期，公务员群体心理压力过载而导致的各类问题层出不穷，因此需要切实提高公务员群体的压力应对能力，增强其心理韧性。心理韧性作为一种积极的心理资源，可以有效提高公务员群体的身心健康水平，对于建立一支高素质的干部队伍具有重要意义。心理韧性的培养，可以从文化养成、机制完善、环境形塑三个方面来推动。

　　华东疗养院通过营造舒适宜人的疗养环境，打造颇具特色的心理健康养护体系，为培养公务员群体的心理健康文化、完善公务员群体的心理健康维护机制，探索出了一条兼具理论价值与实践价值的解决之道。

蒋　锋

上海交通大学健康长三角研究院　副研究员

# "1+3+N"复合型居家养老：无锡市新吴区探索"原居养老"家庭养老照护床位创新模式

## 一、背景与动因

新吴区位于无锡市东南部，总面积达220平方公里，下辖6个街道，常住人口为720 215人。新吴区是吴文化发源地之一，历史文化资源丰富。1992年，经国务院批准设立无锡国家高新区。

居家养老是当前也是未来养老的主要方式。新吴区有9.1万名老年人，占其户籍人口的23.88%。随着老龄化程度的不断加深，其中98.7%的老人选择居家养老。为积极应对人口老龄化，支持家庭承担养老功能，2020年，无锡市新吴区民政卫健局充分发挥大部制优势，在无锡市范围内率先启动了"原居养老"家庭养老照护床位项目。

## 二、举措与机制

"原居养老"家庭养老照护床位项目是指以养老机构为依托，以社区养老服务中心为支点，把养老机构专业化的养老服务延伸到家庭，对家里有失能老人的家庭提供适老化改造、专业护理、远程监测等养老服务。该项目的主要服务对象是有养老服务需求但因各种原因未入住养老机构的中度、重度失能老年人（60周岁及以上），其中低保、低收入、高龄、计划生育特殊扶助家庭老年人根据本人及其家属意愿，优先考虑。该项目采取"1+3+N"复合型居家养老模式。

"1"是指在老年人家中设立1张护理型床位。符合条件的对象提出建床申请，机构专业人员上门评估，确定服务内容并签约服务。首批200张护理型床全部由政府统一购买，建床立档，纳入全区家庭病床和居家床位统一管理，服务对象根据需求和实际情况租赁使用。

"3"是指融合了适老化改造、智慧养老和长期照护保险，为项目实施提供技术、硬件和安全保障。该项目在为有需要的家庭配备"护理床"的同时，还配置了气垫、轮椅、家庭药箱、无障碍床边餐桌、L形升降置物扶手、无障碍报警水壶等专业适老化设施，以及Wi-Fi居家网关、红外传感器、门磁传感器、燃气传感器、烟雾传感器、呼叫按钮、养老服务监管终端等智慧养老"神器"。

"N"就是以老年人需求为前提的多种医护服务，包括上门巡诊、量血压、测血糖、听诊、康复治疗、康复指导、卧床护理指导等9大类46项服务，满足老人居家养老的个性化服务需求。辖区内15家养老服务机构和社区卫生服务中心构成服务网，就近上门服务。

该项目将养老资源与医疗资源有效整合进老年人家中，建立统一标准的居家康养模式，使老人足不出户就能享受到最优质、最便捷的医疗、养老、康复、护理服务。积极撬动社会资源介入为老服务领域，村田新能源（无锡）有限公司以项目化形式捐赠善款598 000元，用于支付新吴区家庭养老照护床位20户试点家庭2个月的费用。实现区域内智慧养老首次向家庭项目延伸，通过安装智慧设备，用大数据分析老人状况，精准建立老年人基础数据库，实现信息技术、人工智能、互联网思维与养老服务的融合。该项目的开展，既弥补了护理型机构床位供给的缺口，又提升了专业照护服务的便利性和科技性，同时也降低了家庭养老服务的投入成本。

### 三、创新与成效

一是弥补了护理型机构床位供给的缺口。随着社会老龄化进程的持续加快，老年人的带病率、失能率也在不断提高，但养老机构提供长期照护服务的护理型养老床位以及专业化的长期护理服务供给还存在较大缺口。推广家庭养老照护床位，能够引导养老服务机构和组织拓展服务空间,最大限度地发挥养老服务专业人才、设备、技术、服务的优势,将专业化的照料护理服务延伸至家庭。

二是提升了专业照护服务的便利性和科技性。申请照护床位的家庭都进行了居家环境的适老化改造和智慧设备的安装,由专业的养老机构或者医疗机构上门提供专业的探访、护理、康复治疗、心理支持等服务,让老人足不出户就能接受专业化、个性化的养老护理服务,减轻家庭的照料压力,受到老年人及其家属的欢迎。

三是降低了家庭养老服务的投入成本。老人入住养老机构,每月的费用平均在 3 500 元左右,对于一些困难家庭或者普通家庭经济有一定压力。通过跟长护险的紧密结合,失能、失智人员的居家护理服务由长护险承担相应的费用,各项政策结合的紧密度更高,群众得到了双倍的实惠。

四是引导培育了养老产业的新增长点。家庭养老照护床位满足了老年人居家照护服务需求,是养老服务领域行业细分的产物;激发了养老机构从事居家社区养老服务的积极性,带动了相关养老服务产业的发展。同时,在扩大养老服务领域劳动力需求、拓宽就业渠道、促进市场竞争、提高服务质量等方面也发挥着重要作用,将成为"银发经济"重要的增长极。

## 四、启示与展望

从我国国情和传统文化来看,居家养老是当前和未来我国积极应对人口老龄化的主流需求。当前,新吴区基本形成了"居家为基础、社区为依托、机构为补充、医养相结合"的养老服务体系,机构和床位的规模也经历了较快增长,但是现有体系的功能专业化和精细化程度均不足,服务供给和需求之间尚未实现良好的匹配,主要存在以下三个方面的问题。

一是养老服务专业人才短缺。养老服务整体质量与经济社会发展水平的匹配度不足，专业化养老护理员紧缺。目前对于养老人才队伍缺乏专业的培养和培训体系，在课程设计、资质认定、上升空间、激励保障政策等方面还需要单独立项，深入研究，做一些创新探索。

二是优质养老服务供给不足。目前社区居家养老所提供的服务多为家政服务、助餐、代购代办、精神关怀等，内容大同小异，难以匹配多元化的养老服务需求，供需结构失衡。

三是综合监管体系相对薄弱。养老服务综合监管制度体系尚不健全。在资金监管方面缺少绩效评价的办法。对养老服务新产业、新业态、新模式的监管，缺乏制度创新，监管服务能力有待进一步提升。

今后五年，新吴区将围绕社会民生提质期的定位，结合"十四五"规划和2035年远景目标，坚持高起点规划、高标准建设，积极部署、统筹谋划，紧盯各项薄弱环节，积极构建居家社区机构相协调、医养康养相结合的多层次养老服务体系，满足个性化、多样化、高品质养老服务需求，形成多层次、有梯度、相衔接的养老服务供给格局。

（报送单位：无锡市新吴区民政卫健局）

## 专家点评

城市特别是大城市老年人口集聚，老龄化程度高，人口老龄化快速发展叠加家庭小型化和少子化，社会化的养老服务需求急剧增加。让老年人生活更安全、更便捷、更幸福，是新时代大城市积极应对人口老龄化，推进养老服务高质量发展的重要内容。大城养老难，难在养老资源需求和供给空间上的不匹配、不协调。破解大城养老难的问题，需要从民生和发展的角度，加大优质适老宜居环境供给，不断健全养老服务体系，着力满足老年人多层次、多样化养老消费需求，推动城市建设和治理的全方位适老化转型。

面对大城养老的复杂性和严峻性，需要推广适地养老理念，也就是让老年人在适合的地方生活和养老，积极优化居住和养老服务资源的空间布局。一方面，从供给端促进城市适老化改造提质扩面，改善老年人原居安老品质，惠及更多老年人；另一方面，要让老年人的居住和生活多一些选择，多一种可能，获得更好的养老居住品质和服务保障。因此，要按照大城市以及城市群一体化发展方向，在更大范围和空间内规划及配置养老资源，实现城市内部不同区域以及城市间的优势互补和共建共享，建立更优化、更合理、更科学的"原居养老"照护模式。

无锡市新吴区民政卫健局联合村田新能源（无锡）有限公司以项目化形式助力于推进老年友好城市在社区层面的规划建设，助力于老年人更加友好和谐地与其他年龄群体共处，促进社会融合；更从社区层面完善城市规划，制定应对老龄化社会的调控机制，以满足老年人的居住需求，实现社会公平，从而让老年人在养老社区内得到更全面、专业、持续、有效的照护。

张徐婧

上海交通大学健康长三角研究院　双聘研究员

上海交通大学医学院附属瑞金医院

智慧健康篇

# 数字化促进流程重塑和系统变革：
## 黄浦区"智慧中药云"区域中药饮片
## 服务管理平台模式创新

### 一、背景与动因

上海市黄浦区是海派中医的重要发源地之一。在当前数字化转型正如火如荼推进的大背景下，针对患者在中医就诊过程中反映的挂名中医专家号难、就诊等候时间长、审方付费排队长、中药煎煮不方便、质量难保证、物流配送时间不确定等痛点和堵点问题，近年来，黄浦区卫生健康委大胆探索，不断创新，在香山中医医院开展建设，利用数字化手段和互联网平台推动中医诊疗的全流程重塑和全系统变革，不仅使患者就诊的感受度得到明显提升，更进一步发挥信息技术优势，在促进中医诊疗行为规范化、节约医疗机构空间和人力资源成本、助力政府部门加强日常监管、促进中医药产业集聚等方面都取得了积极成效。

### 二、举措与机制

"黄浦智慧中药云"——区域中药饮片服务管理平台于2018年正式建成并投入使用。该平台发挥香山中医医院中医药专业优势，与第三方饮片厂商合作，为黄浦区开设中医药服务的医疗机构统一提供中药代煎、配送和监管等服务，探索建立集成化的区域中药饮片服务管理机制。该平台包括基础建设"五个统一"、处方智能助手及处方闭环管理、移动便民建设、数字化场景配套建设等。

（一）服务标准体系建设

建成统一药典管理、统一智能助手、统一处方审核、统一质量监管、

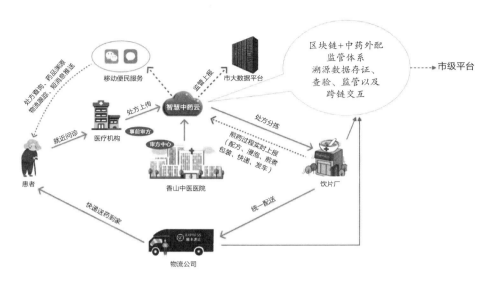

图 1　黄浦区智慧中药云服务管理平台拓扑图

统一便民查询"五个统一"的中药饮片服务管理的黄浦标准。

一是统一的药品字典。目前该平台中药饮片品规数达 1 397 种，全区所有接入的医疗机构和饮片厂都使用统一的药品字典。云药典的建立，使各医疗机构饮片规格品种从原有的两三百种增加了五到六倍。

二是统一的调价机制。中药饮片价格会随市场与政策的变化而经常波动，平台构建了一套自动的调价机制，各医疗机构不必再各自为政，逐一修正，减少了差错，保证了平台内饮片价格的统一。

三是统一的审方规则。该平台提供中医药智能知识库，对审方规则进行统一管理，平台内所有处方使用统一的审方规则。利用智能技术对方剂进行首轮初审，再配备高年资中药师再次进行人工审核，以"智能＋人工"双保险的形式实现处方合理性同质监管审核。

四是统一的质控要求。依照监管要求，结合实际运营情况制定统一的质控规范，让质控监管工作有"法"可依。为了不断促使药厂提升服务质量，由香山中医医院牵头，集全区医疗机构力量，定期对合作药厂进行检查，每年形成药厂评估报告，并在平台上公布。

五是统一的便民查询。通过微信公众号可查询饮片产地、饮片配方时间、浸泡时间、煎煮时间以及物流时间，并主动前进一步，提供短信推送，实时掌控从配方到配送的全过程。

"智慧中药云"平台服务标准，是由黄浦区卫健委委托香山中医医院统一发布和管理的，并及时通知各接入机构与饮片厂同步下载。监管人员也可通过"智慧中药云"实时查看各机构的同步情况。

（二）处方助手及处方闭环管理

将数百种常用处方、经典方接入平台，医生在临证处方过程中，方便获取与患者证候相对应的推荐处方，为临床诊疗提供支持，集再学习、拓思路于一体，有利于提升中医医师、药师的专业技术水平和区域整体中医诊疗能力，受到医务人员的欢迎。

医师在 HIS 工作站开具处方，可使用辅助开方知识库，完成处方后，会先通过"前置审方"，由平台的中医药智能知识库自动完成一级审方，未通过的处方接入审方中心进入二级审核，审核药师与开方医生可实时互动，最终达到一致的处方审核结果。审核完成的处方会自动分拣到相应的饮片厂，饮片厂药师下载确认处方后，进入煎制药过程，其间会将配药、浸泡、煎煮等所有事件实时上报到平台，然后包装好发快递。物流公司将饮片送到患者家中，请患者当面核对后签收。

（三）移动便民建设

医疗机构接入"智慧中药云"饮片查询功能页面为患者提供处方内容查询服务。患者可通过微信页面查询就诊记录、处方详情、处方配方、浸泡、煎煮与物流状态跟踪、药品溯源等。

为了解决部分老年患者使用智能手机不便的情况，平台还提供了处方煎制过程的实时短信消息推送服务。短信推送时间专门避开扰民时段，患者也可以选择退订免打扰功能。平台实时推送处方和物流状态短信，患者可随时掌握自己的中药煎煮和配送情况等，真正实现了"让信息多跑路，让患者少跑路"。

### （四）数字化场景配套建设

经过两轮优化升级，并与上海市卫健委大力推动的互联网医院建设、"便捷就医服务"数字化场景建设等工作主动融合，平台于2022年进行了3.0版改造，以患者、医务人员、管理部门、药厂等各方需求为导向，不断探索最优化的技术路径。升级后的平台，不仅实现了精准预约专家号源、线上免排队挂号付费、中药厂家代煎、物流配送到家等基本服务，还在提升医生诊疗水平、确保处方规范性、加强中药饮片和代煎服务质量管理、提高患者获取诊疗信息的便捷体验等方面取得显著成效。

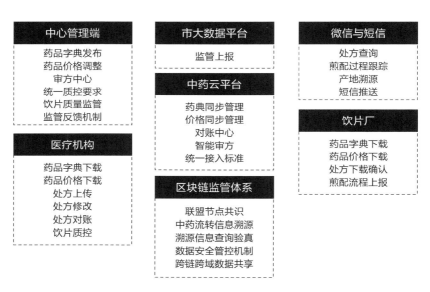

图2　黄浦区智慧中药云平台建设内容示意图

## 三、创新与成效

自2014年萌发设想起，通过近5年的运作完善，平台目前覆盖黄浦区各类医疗机构18家和7家知名中医药企业。在黄浦区甚至是外区医疗卫生健康行业产生了一定的影响力。

### （一）需求导向助推中药饮片服务管理平台更趋完善

自2014年起，香山中医医院开始为1家社区卫生服务中心提供线

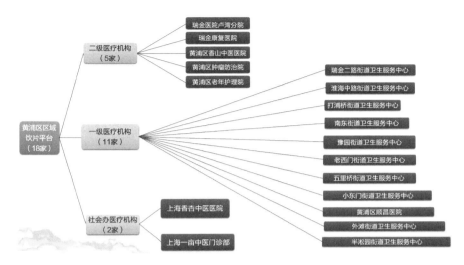

图3　黄浦区智慧中药云平台覆盖的医疗机构及药企规模

下中药饮片审方、统一配制、煎煮、快递等一系列服务。黄浦区卫健委高度重视此项工作的开展,区卫健委作为建设方,于2017年委托黄浦区香山中医医院代建"黄浦区中药饮片服务中心管理平台",并在区发展改革委立项建设完成。自2018年10月信息化平台成功上线,至2021年6月,线上饮片处方总量已超40万张。通过信息化手段,建立了包含香山在内的由5家二级医疗机构、11家一级医疗机构、2家社会办医疗机构所组成的区域中药饮片综合服务平台,提升了区域内医疗机构在中药领域的服务能力。

平台发挥香山中医医院中医药专业优势,与第三方饮片厂商合作,为黄浦区开设中医药服务的医疗机构统一提供中药代煎、配送和监管等服务,探索建立集成化的区域中药饮片服务管理机制。通过"五个统一"的平台基础建设,统一药典管理、统一智能助手、统一处方审核、统一质量监管、统一便民查询,加强了黄浦区内医疗机构对于中草药饮片在药典、调价、处方、审方、调配、浸泡、煎煮等过程中的质量管控,通过平台质控小组的飞行检查,更进一步对药厂质量进行管控,最终成功建立智慧中药云的黄浦标准。

### （二）数字化场景应用提升患者就医体验

专家号源紧张、黄牛泛滥、挂号付费排队时间长等问题是患者在中医医院就诊的传统堵点。香山中医医院按照市卫健委的统一部署，大力推进"便捷就医服务"数字化应用场景建设。通过"精准预约""付费一件事"等场景应用，患者可通过手机提前预约自己想看的专家号源，并在线上直接挂号付费。预约就诊的时间段更是精确到10分钟以内，大大节约了患者排队和诊前等待的时间。以前看一次中医至少要在医院耗上半天时间，现在30分钟左右便可以完成看诊流程。

以前看完病后取药也是个难题。去窗口排队审核处方、付费，取药又要排队，拿到一大包中草药再回家煎药对于大多数患者来说也是件麻烦事。"黄浦智慧中药云"通过在线处方上传、平台审方、厂商接方、复核发药，让原本需要由患者排队去做的事让信息技术取而代之；采用手机或自助机自动匹配地址，提供中药配送上门服务；有需要代煎服务的患者，药厂还可以直接将中药煎煮好送上门；通过平台实时推送处方和物流状态短信，患者可随时掌握自己的中药煎煮和配送情况。伴随着中医诊疗流程堵点的打通，群众的感受度、满意度也得到大幅提升。

### （三）线上线下紧密互动助力政府部门强化监管

医保部门对医疗机构的中医药服务监管一直是难点问题。受到人力、物力等方面的制约，传统监管主要采取事后抽查处方的形式，发现有问题的中药处方，往往只能采取"亡羊补牢"的事后补救措施。"黄浦智慧中药云"设立统一的审方中心，采取知识库智能审方与人工复核相结合的手段，对接入平台的所有医疗机构实施线上统一审方。在医生开具处方的同时，智能知识库就对中药饮片的品规、剂量、配伍、金额等信息进行智能审核，对超量、配伍禁忌等问题处方及时发出提醒。审方药师还能在线与开方医师进行互动交流，确保中医诊疗行为的合理性与合规性，也为医保部门探索出一条全面实时监管的新路径。

平台还整合了各家医疗机构中医药专家资源，发挥集群优势，定期组团对合作药厂开展线下药品质量飞行检查，督促药厂严格把关，严控饮片采购进货、日常存储、药物代煎等各个环节的质量。特别是在代煎流程中每个关键节点必须按规定扫码显示，并主动推送到患者手机端，让患者吃药放心又安心。一旦发现存在严重质量问题的厂商，将按规定取消其与平台的合作资格，改变了以往少数药厂"店大欺客"、小医院没有话语权、中药质量参差不齐的局面，也为药监部门对中药饮片的日常监管提供了有力支持。

（四）云端资源共享加快中医药良性集聚健康发展

"黄浦智慧中药云"自上线以来，极大地提升了中医药服务在各级医疗机构的应用，处方数和处方金额逐年显著增长。日趋成熟的"黄浦智慧中药云"平台将整个黄浦区联成一张网，以包容开放的姿态吸纳各类优质中医药资源和服务在云端交互整合，既有效提升了区域中医药服务能级，也对促进中医药产业发展起到积极的推动作用。对于患者来说，随着平台对药物品质和服务流程的严格把控，越来越多的人对黄浦区中医药服务水平更加信赖，从而加入中医药服务体验者的行列；对于医疗机构来说，解除了中药房面积和审方人员资质要求的掣肘，中医药服务的项目更多、内容更广，更多规模较小的医院特别是社会办医疗机构加入平台的意愿将更加强烈；对于饮片厂商来说，区域医疗机构的整体客户资源极具吸引力，目前已有蔡同德堂、同济堂等7家知名药厂与平台开展签约合作，药厂的盈利逐年增加，有力推动了中医药产业的供需各方在黄浦良性集聚和健康发展。

## 四、启示与展望

黄浦区卫健委致力于打造有黄浦特色的中医药服务氛围，通过信息化手段、专业团队的质量把控，解决黄浦各家医疗机构占地面积小、中药师人员少，缩短患者就诊流程，减少患者回家后煎煮草药的时间消耗，使中药饮片的使用更普及、更便捷，有助于更好地发挥中医药的特长及优势。从平台筹建、运行到发展，历经多年，平台依然在不断完善、不断探索和创新。

一是继续完善平台建设。以患者需求为导向，进一步开发"行走的药师"移动审方等新场景应用，完善后台数据统计、归集、共享等功能。建立完整的平台管理、审核、准入、维护、责任认定等运营制度，加强对平台的运维管理。

二是促进平台与互联网医院对接。随着区域内各级各类医疗机构陆续建立互联网医院之后，平台将主动对接中药饮片服务管理部分，帮助互联网医院提升中药饮片服务水平，减少医疗机构自身的管理负担与成本支出。

三是实现平台数据资源的二次开发利用。将平台存储的中药饮片处方信息、中医诊断、中医证型、体质辨识等数据进行归集整理，形成标准化区域中药饮片数据库。如中药生产企业有需求，可申请利用相关数据，分析中心城区居民中药饮片使用情况和需求趋势，对于中草药的种植、生产以及中成药研发等提供指导依据。此外，有科研及临床教学需求的机构，也可申请接入数据库，通过查询检索、统计分析以及数据挖掘等，为临床及科研、教学活动提供数据支持。

（报送单位：上海市黄浦区卫生健康委员会）

## 专家点评

"黄浦智慧中药云"平台，针对目前中医药服务供给和需求侧出现的种种难题，利用数字化手段和互联网平台推动中医诊疗的全流程重塑和全系统变革，构建"五个统一"的服务标准，优化处方开具流程，实现物流配送到家，并严把质量关，提升患者的体验。在促进中医诊疗行为规范化、节约医疗机构空间和人力资源成本、助力政府部门加强日常监管、促进中医药产业集聚等方面都取得了积极成效。总结下来，其成功归结于以下三点。

一是政府推动。黄浦区政府早在2014年就着力打造"智慧中药云"平台，将"中药云"当作"重要云"任务来做。积极发挥黄浦区老百姓对中医药接受度比较高的人群优势和香山中医院的专业优势，将供需紧密结合，利用卫生信息化区域平台将区域内的一、二级医疗机构以及社会办医机构，中医药饮片厂商都联系在一起，发挥产业服务的集聚效应。

二是建立标准。针对中医药的全流程服务，借助数字化技术手段，从建立药典、价格调节、处方审核、质量监管到信息跟踪，都做到了行业内统一标准，使得提供中医药服务的每一个流程都做到了标准化、精细化和科学化。最终让中医药质量管理流程更加优化，让患者更加安心、放心，让医疗机构的口碑越来越好。

三是加强监管。针对医疗机构中医药服务监管这一难题，从事后监管发展到事前、事中监管，采取数字化技术手段，将知识库智能审方与人工复核相结合，定期组团开展线下药品质量飞行检查，通过及时查询信息、监督患者用药安全等来保证各个环节尽量不出现问题，也为医保部门和药监部门对中医药服务和中药饮片的日常监管提供了思路借鉴。

**董恩宏**

上海交通大学健康长三角研究院　双聘研究员

上海健康医学院健康管理系　副教授

# 医养结合远程协同：联仁健康医疗大数据推动老龄健康服务平台建设与应用

## 一、背景与动因

### （一）我国老龄化程度较深，市场需求巨大

在人口逐步老龄化的过程中，我国老年人口的绝对数量和占总人口的比例逐年升高。2019年，我国60岁以上人口的占比为18.1%，约为2.54亿人。预计到2025年，我国60岁及以上老年人口数将达到3亿，约占总人口的1/5；到2033年将突破4亿，占总人口的1/4左右；而到2050年前后将达到4.87亿，约占总人口的1/3，80岁以上高龄老人将达到1.5亿人，老年人口数量和占总人口的比例双双达到峰值。在城市老年人口中，有42.8%的人拥有储蓄。预计到2030年，退休金总额为73 219亿元。

### （二）国家多次出台加强老年人疾病防治和健康促进政策

2016年8月19日至20日，习近平总书记出席首次全国卫生与健康大会，提出要重视重大疾病防控，要重视重点人群健康，为老年人提供连续的健康管理服务和医疗服务，建立健全健康教育体系，提升全民健康素养。2016年10月25日，中共中央、国务院办公厅印发《"健康中国2030"规划纲要》，提出到2030年要做到65～74岁老年人失能发生率有所下降，65岁及以上人群老年期痴呆患病率增速下降。同时，围绕2020年8月国家卫生健康委办公厅印发的《关于开展老龄健康医养结合远程协同服务试点工作的通知》中提出的试点目标和任务，国家卫健委老龄司于2020年8月建立项目组，推进各项措施的落实。

## 二、举措与机制

### （一）主要内容

联仁健康医疗大数据科技股份有限公司开展的"老龄健康医养结合远程协同服务平台"项目，主要提供远程会诊、远程门诊、复诊送药、慢病管理、教育培训、运营监管等系列服务，其主要功能包括：一是开展远程会诊和远程诊断。二是开展远程教育，提升医护人员素养。三是开展远程康复指导，为医养结合机构中老年人康复提供专科医生的指导。四是提供会诊和转诊通路，中日友好医院国家远程中心与全国5 300余家医疗机构建立了远程合作关系，当医养结合机构中的老人出现病情变化时，如果当地处理不了，可以通过搭建顺畅的转诊机制，让老人转到就近的高质量医院就诊。

### （二）解决的主要问题

老龄健康医养结合远程协同服务平台的建立，主要是为了解决目前医养结合机构存在的一些普遍性痛点问题：一是医养结合机构的医务人员数量不足，大部分医务人员是全科医生，无法提供较高质量的专科医疗服务。二是有些医养结合机构不能提供专科护理服务。三是医护人员缺乏标准化能力体系，也没有继续教育和终身教育的机制。四是医养结合机构之间缺乏连通的工作平台和互助机制。老龄健康医养结合远程协同服务平台就是为了解决这些一线需求而搭建设计的。

### （三）建设过程

#### 1.准备期

在项目开展前的准备期，线上线下调研齐发力，快速获取一线需求。通过电话、问卷、线上回访等方式，实现机构线上调研全覆盖，深入实地到访调研33家机构，累计收集问卷509份。调研结果显示，机构中有两大痛点亟待解决：首先，家属对待机构内失能老人的救治普遍持保守态度，大病转诊难；其次，医养结合机构中存在人才资源瓶颈，面对专科疾病缺乏治疗经验。

2. 开展期

首先，在项目开展期间，针对医养机构医疗服务薄弱环节门诊业务的特点，将远程会诊业务流程再造，打造"远程专家门诊"，发挥"国家—区域"协同联动优势。2021年3月15日，面向试点机构中的94家区县二级医养结合机构召开远程门诊推荐会，同步开展远程门诊义诊活动。

其次，通过平台对接智能监测设备，实时监控试点机构中百余位老人的体征，包括卧床呼吸状态监护、卧床心率状态监护、睡眠异常监护、离床异常监护、个人健康报告、智能查房，并实现对机构、监护人、老人自身、平台等数据的并发。同时，运用远程教学平台解决基层医生能力提升问题。邀请中日两国20余位专家开展脑卒中、阿尔茨海默病等老年病专题直播教学活动，涉及诊疗、康复、护理、营养、心理、用药管理等多个领域。目前，开展18期32节课，上线听课人次累计近2万。

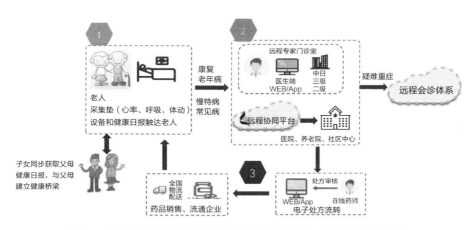

图1 老龄健康医养结合远程协同服务平台与智能检测设备联通

此外，平台还充分整合了康复护理业内成熟的资源服务试点机构的资源。项目办公室多渠道对接国内外知名的康复护理厂商，从系统、设备等多维度开展调研，并与中国康复学会等权威协会开展合作，丰富康复护理专家资源,为试点机构提供专业化的学科建设和居家老人的上门护理等服务。针对老年认知障碍方面,联合国家平台专家,打造"专项评估+诊断建议+康复干预"的标准流程,并与试点机构共同探索落地运营方案。

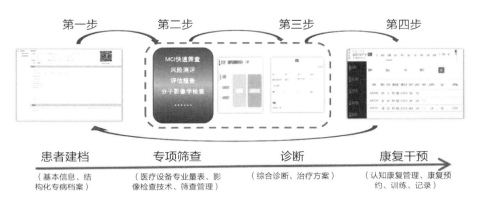

图2　"专项评估+诊断建议+康复干预"标准服务流程

## 三、创新与成效

### (一) 老龄健康医养结合远程协同服务平台推广情况

项目组利用远程门诊解决大病重病转诊协同问题,探索"远程专家门诊+智能健康监测"服务模式,实现"体征检测、异常预警、远程问诊、处方流转、药品配送"的服务闭环,辐射机构、社区和居家养老。截至2022年年底,老龄健康医养结合远程协同服务平台已覆盖全国首批试点医养结合机构174家,其中医务人员注册总数为2 622人,医师913人,护师1 557人,技师96,药师56人。在试点期间,老人对服务体验非常满意,未来将在全国范围内推广创新养老服务。

### (二) 活动方面

1. 情暖重阳,康复直播教学

2020年10月23日,平台邀请中日友好医院外聘康复专家郭丹教授在北京大兴区一福寿山福海养老服务中心进行线下康复指导,同步在老龄健康医养结合远程协同平台线上直播，174家注册机构的管理人员线上观看。康复指导内容涉及偏瘫、帕金森症、老衰等，多家试点机构组织人员集体观看学习，直播观看人次破万。

2. 情暖重阳，远程门诊义诊

2020年10月25日，在中日友好医院、北京老年医院，平台组织呼吸、心内、神内老年领域重点专科专家精准帮扶20多家机构，完成近40个较复杂病例的远程会诊义诊，面向全国试点机构线上直播，观看用户量近万人次。

3. 春节义诊，助力抗疫

2021年2月，为贯彻落实国家"十四五"养医结合工作要求，有效解决养老机构老人在疫情防控形势下外出就医、病情探视困境，让老年人在机构和社区就可以免费看病，并享受到最优质的医疗服务，助力机构的疫情防控工作。

4. 远程门诊试点机构推广会

2021年3月15日召开远程门诊试点机构推介会，向97家二级及以上医疗机构服务能力的试点单位推介开通远程门诊业务，将平台已试点成功的成熟模式向全国范围推广应用。

## 四、启示与展望

该项目组为老龄健康医养结合服务建立了标准化流程，为服务全国医养结合机构奠定了基础。

在标准制定层面，制定了《老龄健康医养结合远程协同平台数据交互规范》《老龄健康医养结合远程协同体系实施手册》《适宜于医养结合机构及居家养老的健康检测数据采集标准》等标准化手册。

在运营层面，建立了完整的注册认证和服务开通、运营等流程标准化机制，未来将打通卫健委医养结合管理系统，以解决传统监管的最大难题。

在技术层面，上线包括统一门户、远程会诊、远程门诊、处方流转、网络讲堂、大数据分析监管平台、运营管理后台在内的七大模块，正在建立统一的数据接口标准，为后续大量的内容接入和第三方服务机构入驻奠定基础。

未来，平台的主要工作目标包括：一是完善平台功能；二是对接顶尖医疗资源，打造区域协同服务体系；三是扩大生态合作伙伴，建立协同服务"朋友圈"。同时，可考虑在国家政策指引、地方资金支持的地区启动规模建设，在"五位一体"总体布局下积极走出应对人口老龄化中国特色道路的新局面。

（报送单位：联仁健康医疗大数据科技股份有限公司）

## 专家点评

为协同推进健康中国战略和积极应对人口老龄化国家战略，发挥"互联网＋医疗"在医养结合服务中的作用，开展老龄健康医养结合远程协同服务工作，是借助互联网和信息化手段，促进老龄健康的又一重要创新探索。本案例围绕《关于开展老龄健康医养结合远程协同服务试点工作的通知》（国卫办老龄函〔2020〕570号）提出的试点目标和任务，针对目前医养结合机构存在的一些痛点问题，构建了老龄健康医养结合远程协同服务平台，并进行推广，具有重要创新意义和实践价值。

该案例通过老龄健康医养结合远程协同服务平台，提供开展远程会诊、远程诊断、远程教育、远程康复指导和转诊通路，以老年人健康为中心，创新服务管理模式，推动医疗卫生和养老服务有机衔接，有助于提升医养结合机构和养老机构的服务能力与水平，有利于切实满足老年人的健康和养老服务需求，不断增强老年人的获得感、幸福感、安全感。

该案例实施以来，取得了一些成效，如利用远程门诊解决大病重病转诊协同问题，探索"远程专家门诊＋智能健康监测"服务模式，目前老龄健康医养结合远程协同服务平台已覆盖全国首批试点医养结合机构174家，其中医务人员注册总数2 622人。2021年3月向97家二级及以上医疗机构服务能力的试点单位推介开通远程门诊业务。未来，建议进一步明确老年人受益情况、应用推广中面临的问题与困难，做好经验总结工作，加强宣传引导，完善体制机制以调动各方主体使用该服务平台的积极性。

**钱东福**
上海交通大学健康长三角研究院　双聘研究员
南京医科大学医政学院　院长、教授、博士生导师

# 人机耦合的新型基层诊疗模式：
# 安徽省卫健委推行"智医助理"
# 提升基层医疗服务能力

## 一、背景与动因

### （一）基层医疗资源供需不平衡

群众日益增长的医疗服务需求与基层医疗机构服务能力不足的问题始终难以得到有效解决。基层医疗资源供需不平衡，尤其是基层人员服务能力不足制约了基层医疗机构服务能力的提升。传统医疗手段，如专家基层帮扶、互联网远程医疗、医学教学规培，未能从根本上解决供需矛盾。

2023年国家统计年鉴显示，截至2022年年末，全国有医疗卫生机构1 023 000个，其中基层医疗卫生机构有971 000个，占比达94.92%。在基层医疗机构中，社区中心、乡镇卫生院、村卫生室共计681 000个，占比达70.13%。基层医疗卫生机构除诊疗工作外，还需提供基本公共卫生服务。基层医疗卫生机构数量虽然多，但基本公共卫生任务重，基层医生人数少，全科医生缺口大，不能满足群众日益增长的医疗服务需求。

### （二）传统手段未能从根本上解决供需矛盾

传统上一般采用专家基层帮扶手段，但是存在的主要问题是专家无法长期留在基层，因此无法解决根本性问题；而互联网远程医疗无法减少对专家资源的依赖；与此同时，医学生的教学规培无法短期快速提升规培人员的诊疗能力，且培训人员流失难以避免。

## 二、举措与机制

充分利用现代信息技术，加快推广"智医助理"，提高乡村两级（含社区卫生服务中心）医务人员的诊疗服务能力，构建分级诊疗、远程医疗新格局，为群众提供全方位、全周期、高质量的健康服务。着力破解基层医疗机构人力资源短缺、技术水平有限等短板；优化面向基层的远程医疗服务，加速优质医疗资源下沉；改变基层诊疗模式，促进基层医务人员电子病历规范化书写；优化县域慢性病管理与服务，提升家庭医生签约服务的质量和效率；推广电子健康卡的使用，实现医疗信息互通共享。

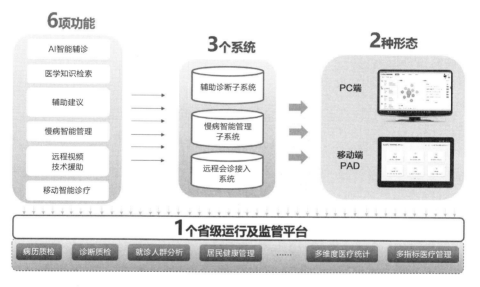

图1　安徽省"智医助理"省级运行监管平台

## （一）需求导向，创新服务

以人民群众健康需求为导向，以信息技术应用发展为牵引，拓展服务渠道，延伸服务内容，提升服务效率，提高医务人员诊疗水平，更好地满足人民群众多层次、多样化的健康需求。

## （二）顶层设计，统筹建设

统一制定"智医助理"建设规范，明确系统架构、系统功能、安全保障等建设内容；各地区遵照统一规范，结合本地区实际情况，组织项目建设、评估和验收等工作,鼓励以市为单位整体推进。

（三）整合资源,共建共享

统筹结合"智医助理"建设和基本公共卫生服务"两卡制"、家庭医生签约服务、中医馆健康信息系统建设、县级医院医疗服务能力提升工程,充分利用现有的软硬件资源,发挥全民健康信息平台的枢纽作用,实现地区医疗信息系统的互联互通。

（四）强化标准,确保安全

遵循国家、行业颁发的数据标准,逐步建立全省统一的"智医助理"标准管理体系;完善安全管理机制,加强涉及居民隐私的信息安全防护体系建设,确保系统运行安全和信息安全,实现信息共享与隐私保护同步发展。"智医助理"及相关设备应取得药品监督管理部门的注册许可。

## 三、创新与成效

### （一）建设情况

智医助理已覆盖安徽省16个地市、105个区县基层医疗机构,服务32 392位基层医生。截至2021年6月19日,智医助理已协助医生规范书写电子病历97 307 293份,AI辅诊234 775 312次,病历规范率由原

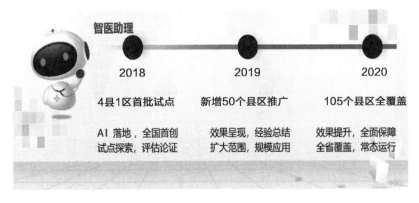

图2　智医助理推进过程

来的不足5%提升至96%，诊断合格率从70%提升至90%。智医助理规范了基层医生的诊疗行为，提升了基层医生的诊疗能力，构建了基层危重病/传染病的诊疗闭环服务，实现了全量实时对基层病历质量和诊疗过程的监督。

（二）解决问题

基层医生在诊疗服务过程中通过人工智能辅助诊疗系统提高自身专业能力，提高诊疗效率，实质性响应家庭医生签约相关服务，扩大社区医院签约、履约服务范围，自下而上带动区域医院群形成区域性分级诊疗服务体系，节约了患者因为去上级医疗机构而产生的车费、住宿费等非诊疗费用。

（三）取得成效

智医助理在安徽省有关各方的积极参与和推动下，取得了显著的社会效益与经济效益。

1. 规范基层医生诊疗行为

人工智能辅助诊疗系统让每个基层医疗机构的医生都能拥有一个人工智能医学助手。在问诊过程中，系统可根据问诊逻辑针对性地提示基层医生对患者进行问诊；在病历书写过程中，辅助基层医务人员完成电子病历的书写，帮助医生规范和完善电子病历，提升基层电子病历的书写质量。在医生诊断过程中，人工智能辅助诊疗系统基于医生输入的患者病历数据进行智能化分析和判断，协助基层医生对病情进行准确判断，减少出现漏诊和误诊的情况。

2. 增强居民医疗卫生服务获得感，减少居民的就医负担

人工智能辅助诊疗系统能够有效地规范基层诊疗行为，提升基层医生诊断合理率，系统通过人机耦合方式赋能基层医生，构建了基层诊疗服务的兜底保障体系，增强居民的医疗卫生服务获得感，提升居民对基层医疗卫生机构的信任感，进而促进更多的居民到基层首诊。同时，节约了居民因为去上级医疗机构而产生的车费、住宿费等非诊疗费用，

有效减少了居民的就医负担。

3."早发现、早诊断、早治疗",有效保障群众健康

基层医生在诊疗服务过程中通过人工智能辅助诊疗系统提高自身专业能力,降低漏诊误诊率,针对地区主要大病病种做到"早发现、早诊断、早预防、早治疗",对所有发现、报告的大病患者根据疾病分类,制订个性化治疗方案,从而有效避免群众"因病致贫""因病返贫"。

4.提升基层医疗卫生机构的服务能力,逐步形成分级诊疗模式

以人工智能辅助诊疗系统为主要辅助手段,提升基层全科医生的专业能力及素养,提高基层医疗卫生机构的诊疗服务能力。系统提供在线实时审核反馈,进一步为基层医疗进行兜底保障,增强居民的医疗卫生服务获得感,提升居民对基层医疗卫生机构的信任感,进而促使更多的居民到基层首诊,逐步形成"基层首诊、双向转诊、急慢分治、上下联动"的分级诊疗模式。

5.提升卫生健康行政部门的科学管理能力

通过不断完善人工智能辅助诊疗系统,推动基层医务电子病历规范化书写和应用,进一步夯实区域医疗卫生健康信息化基础。通过运行监管系统,实现对基层诊疗的全量实时审核,精准识别和管理诊断风险,能促进对区域内医疗卫生机构运行监测与监管的科学化、规范化、精细化和透明化,进一步提高医疗服务等管理工作的准确性、规范性和严谨性,提高运行监管效率和质量,提高风险防控与决策水平,让县乡村医疗服务管理工作更加科学有序,实现医疗卫生行业监管的科学化、智能化,促进基层医疗卫生服务与监管的现代化发展。

（四）各方评价

2018年9月18日,安徽省人民政府办公厅出台了《关于促进"互联网+医疗健康"发展的实施意见》(皖政办〔2018〕39号),明确要求"在天长市、合肥市庐阳区、凤阳县、金寨县、阜南县开展'智医助理'工程试点,在试点基础上探索推广面向全省基层医疗卫生机构的'智医助

理'辅助诊疗系统,不断创新基层医疗卫生健康服务模式,提升基层医疗卫生健康服务能力"。

2019年3月6日,安徽省政府领导赴天长调研,对"智医助理"成果给予了高度肯定。"智医助理"在四县一区试点地区和全省的推广应用中,得到了广泛认可。

2020年,"智医助理"实现了对安徽省105个区县的全覆盖,基层电子病例规范书写率和诊断合格率大幅提升,有效提升了基层医疗诊断水平。"智医助理"的应用成效得到基层医生、各级卫生部门的一致好评。

## 四、启示与展望

### （一）启示

智医助理由政府主导、多方参与、专家支持,利用健康医疗大数据和人工智能技术构建基层人机耦合的新型基层诊疗模式,提高基层医疗机构医务人员的诊疗服务能力,促进基层医务人员电子病历书写规范化,着力破解基层医疗机构人力资源短缺、技术水平有限等短板,提升家庭医生签约服务的质量和效率,优化对基层诊疗行为的监管,促进高质量的医疗健康服务体系建设。

### （二）未来展望

一是进一步缓解医疗资源不均衡的问题。

二是医生通过多个应用场景的干预,进一步增强与居民之间的黏性,进而指导居民改善生活习惯,提高居民生活质量。

三是以"互联网+医疗健康"实践为基础,创新"互联网+"工作理念,借力信息化建设为基层医疗卫生机构减负赋能,推进基层医疗卫生机构以智慧健康服务惠民;升级改造现有的基层卫生信息网络,实现省、市、县、乡、村医疗卫生机构信息互联互通,着力打破"信息壁垒"。

（报送单位：安徽省卫生健康委员会规划处）

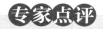

## 专家点评

"保基本、强基层、建机制"是新一轮医改的重要目标。基层医疗机构作为承担人民群众基本医疗服务和基本公共卫生服务的主要机构,在全国分布最为广泛和密集,数量也最多,也是家庭医生的主要工作点。虽然根据分级诊疗的就医结构设计,我国居民的常见病、多发病大部分应在基层医疗机构诊疗,但由于目前基层医疗机构的诊疗能力尚未得到患者的充分信任,绝大部分的慢性病、多发病患者依然会选择去大医院集中就医。这样的局面既不利于基层医疗机构固有职能的发挥、高级别医院功能定位的实现,也不利于医保基金的合理使用,医疗和医保双损之下,累及整个医疗体系的健康发展,最终损失的是每一位居民的切身利益。

要解决这个问题,提高基层医疗机构的服务能力是根本之策。新医改自实施以来,各地通过医联体、医共体、结对帮扶、远程医疗等多种方式,尝试通过机构之间的人才交流帮助改善基层医疗机构的诊疗能力,但效果并不如人意。在我国全行业开展数字化转型的浪潮下,通过人工智能直接赋能基层医生成为更优选择。

安徽省在全省推行"智医助理"项目,在省级平台的监管下,搭建辅助诊断、慢病管理、远程会诊三个覆盖基层医疗服务的信息系统。针对基层医疗机构医生诊疗能力欠缺设计了智能辅诊、医学知识检索、辅助建议、慢病管理、远程医疗、移动诊疗等多个功能,让医生可以通过电脑相对容易地获得智能辅助。此项目成果卓著:第一,基层医疗机构的电子病历规范化程度显著提高。第二,家庭医生签约服务质量、水平和效率获得提升。第三,卫生健康行政部门的监管能力得到提升。

在这个项目推行的过程中,安徽省的两个做法值得各地借鉴:第一，省级层面设计规划，市级层面具体实施，这样的设计既保证了全省改革的一致性，也结合了不同地区的差异以及医保可行性，有助于制度的真正落地。第二，该项目的推进，充分结合了医疗服务体系中已有的各项目，例如家庭医生签约、中医馆信息系统建设、县级医院医疗服务能力提升工程等，充分利用了已有的各种软硬件资源，减少了项目推进的阻力，并助推已有项目发展，成为项目推进的强劲助力。

**何　达**

上海交通大学健康长三角研究院　专职研究员

上海市卫生与健康发展研究中心健康科技创新发展部　主任